사상체질과 건강(3판)

Sasang Constitution and Health

사상체질과 건강 (3판)

Sasang Constitution and Health

유준상 지음

杏林書院
Haenglimseowon

3판 머리말

　'사상체질과 건강'은 2009년 본서를 출판하면서 저자가 붙인 이름이었다. 사상의학에 관한 다른 책들의 제목을 검색하면서 어떤 이름이 좋을까를 고민하다가 붙인 이름이다.『사상체질과 건강』은 본래 일반인이나 비전공 대학생들을 위한 길잡이 역할을 하는 책으로 만들고자 하는 취지로 시작된 것이었다.

　한방병원에서 진료를 할 때, 외부 강의를 하고 나서, 심지어는 한의과대학 저학년 학생들로부터 사상의학에 대해서 쉽게 설명된 책을 소개해 달라는 요청을 받을 때가 많았다. 그때 머릿속에 떠오르는 책은 '만화 사상의학', '알기 쉬운 사상의학' 2권이 떠올랐지만, 모두 절판된 책들이라서 할 수 없이 도서관에서 찾아서 구해 보라고 하곤 하였다.

　그러다가 막상 비전공학생들의 '이러닝(e-learning)' 수업을 시작하려고 하니, 개론서가 필요하게 된 것이다. 책을 내기 위해서 관련 책들을 읽고 정리하고 그림을 넣고 하면서 책을 만들게 되었다.

※

　2009년 행림서원의 이갑섭 사장님의 도움으로 『사상체질과 건강』이라는 책을 만들게 되었다. 당시에는 대학교의 일반 학생들에게는 이러닝 교재와 함께 한의과대학 학생들에게는 입문서 겸 동의수세보원의 원문과 해석을 제공하여 공부할 수 있는 책을 기획하여 만들었던 것이다. 두 마리를 토끼를 잡기 위한 책으로 만들다 보니, 성격이 애매모호하게 되어 버려, 결국 개정판을 출판하게 된 시점인 2015년 대성의학사에 부탁해 일반인과 비전공의 대학생을 위한 『사상체질과 건강』이라는 책과 한의과대학 학생들을 위한 『핵심 사상의학』으로 분리하였다.

※

　이제 다시 3판 『사상체질과 건강』을 쓰면서 비전공의 대학생들을 위한 이러닝 강의를 시작하게 되었다.

　이 책을 다시 수정·보완하면서 체질에 관한 도입부에서 성격, 기질, 인격과 같은 용어에 대해서 자세히 설명을 덧붙였고, 가능하면 많은 이미지를 넣어서 이해를 돕고자 하였다. 초판에 사용된 이미지 50여 개에서 현재는 110여 개 정도로 2배 이상 늘렸다. 대부분의 내용은 설명을 해 놓았지만 가독성을 높이기 위해서 다시 표로 만들어 제시하기도 하였다.

안타깝게도 행림서원 이갑섭 사장님께서 별세하시고, 이정옥 사장님께서 흔쾌히 3판 '사상체질과 건강'의 출판을 맡아 주셔서 감사할 따름이다.

　『사상체질과 건강』을 읽고 많은 학생들, 일반인들이 자신의 체질에 관심을 가지고 병이 생기기 전에 미리 예방을 하도록 하여 건강을 스스로 관리할 수 있기를 바란다.

2022년 3월

원주에서 유 준 상

개정판머리말

이제마 선생이 사상의학을 만든 이유는 무엇일까? 아마도 많은 사람들이 쉽게 자신의 체질을 알아서 건강관리를 잘 하고, 또 다른 사람들의 체질이나 다른 사람을 잘 알아 서로 잘 어울려 살기를 원했던 것은 아닐까 생각한다.

우리들 인간은 누구나 부족하기 마련이다. 장점도 있고 단점도 있다. 장점은 잘 계발하고 단점을 잘 보완하고 수양해 나간다면, 오히려 단점이 장점으로 바뀔 수도 있을 것이다. 아마도 이 또한 이제마 선생이 『동의수세보원』에서 하고 싶었던 얘기였을 것이다.

체질이란 무엇일까? 오행체질, 삼상체질, 팔체질.… 등등 각종 체질에 대한 이야기가 넘쳐난다. 요즘 같은 정보홍수시대에는 너무나 정보가 많아서 걱정이기도 하다.

체질을 알면 좋은 점은 무엇인가? 왜 체질을 알아야 할까?

한방병원에 사상체질을 알고 싶다고 오시는 분은 대체로 두 부류이다. 한 부류는 암이나 큰 병에 걸려서 체질에 맞는 건강관리를 하고 싶어서이고, 다른 부류는 현재 건강하지만 체질에 맞게 건강관리를 하면 더 좋을 것 같아서 찾아오는 경우이다.

체질은 이렇듯 건강할 때 건강증진의 차원에서도 도움을 줄 것이며, 만성적인 질환을 앓고 있을 때에도 도움을 줄 수 있을 것이다.

물론 요즘 같은 대인관계가 어렵고 고도화된 시기에는 대인관계 및 처세술의 입장에서도 도움을 얻을 수 있을 것이다.

『사상체질과 건강』이란 제목으로 2009년 출판하여, 그간 학교에서 e-learning 교재 및 한의학과 학생들을 대상으로 강의를 진행해 왔다. 그런데, 앞부분의 사상의학 및 체질에 대한 개론, 한의학, 음식, 한약, 처방, 경락, 운동, 비만, 학습, 스트레스, 중풍, 암 및 면역력에 대한 설명은 쉽게 받아 들일 수 있으나, 후반부에 나오는『동의수세보원』원문과 해석은 한의학과 학생들이나 전공자에게만 도움을 주는 면이 있었다. 그래서 책을 두 권으로 나누기로 결정하였다. 『사상체질과 건강』은 일반인이나 한의학 비전공자를 위한 개론서로의 역할을 하도록 하였고,『핵심 사상의학』은 한의학과 학생들이나 전공자를 위한 책으로 하였다.

이 책에서는 체질의 전반적인 부분에 대해서 다루고, 각종 체질 진단 및 주로 사상체질의학에 맞춰서 설명을 하였다. 다만 독자층이 일반인이라고 가정하고, 한의학적 기본내용을 다뤄서 한의학의 입문서 역할도 같이 하였다.

　항상 책이 출판되어 나올 때는 잘못된 부분이 있지 않을까 걱정이 되기 마련이다. 여러 독자분들께서 읽어주시고 잘못된 부분을 지적해 주시면 추후 보완토록 할 예정이다. 멋진 책으로 나오도록 신경을 써 주시고, 『사상체질과 건강』을 출판해 주신 대성의학사에 감사의 말씀을 드린다.

2015년 2월

강원도 원주

상지대학교 부속한방병원에서

유 준 상

초판 머리말

최근 well-being(참살이) 바람이 불면서 자신의 건강을 지키고 증진시키려는 사람들이 많이 늘었다. 자연스럽게 먹을거리 중 유기농이나 저농약 식품에 관심을 가지게 되었다. 또한 자신의 체질이 무엇인가에 대해서도 관심이 늘었다. 몸에 좋은 식품이라도 체질이 다르면 효과를 적게 볼 수 있거나 부작용이 생길 수도 있기 때문이다. 과연 체질이란 무엇일까? 체질이란 말은 우리나라 뿐 아니라 여러 나라에서 보편적으로 많이 사용하는 말이 되었지만 체질이 바뀌는 것인지 안 바뀌는지부터 해서 다양하게 존재하는 체질이론에 대해서 혼동스럽기도 하다.

이 책에서는 체질이란 무엇인지, 특히 사상체질이란 무엇인지, 사상체질의학을 만들었다는 이제마선생은 어떤 인물이고, 어떠한 배경에서 만들어졌는지부터 시작해서 동서양의 다양한 체질이론들을 살펴본다.

중풍, 암과 같은 각 질병과 비만, 운동부족, 학습장애, 스트레스 등 건강을 위협하는 요소들과 사상체질은 어떠한 상관성이 있고, 체질별로 어떻게 관리해 나가는 것이 좋은지를 소개하였다.

또 한약, 처방과 경혈, 경락, 침구에 대한 한의학적 상식 및 사상체질적 접근은 어떻게 이루어지는지도 소개하여 한의학을 처음 접하는 학생이나 일반인에게도 쉽게 풀어서 설명하였다.

조선후기의 동무 이제마선생(1837~1900)은 『동의수세보원』이라는 책을 써서 중의학이나 일본의 한방의학과는 다른 독특한 사상의학을 만들어 내었으며, 책 끝부분에 '만 가구가 살고 있는데 그릇을 굽는 사람이 한 사람이면 그릇이 부족할 것이요, 만 가구가 살고 있는데 의사가 한 명이면 사람을 살리는데 부족할 것이다. 따라서 사상의학을 알아 본인의 체질을 알고 질병을 알아서 관리를 하게 되면 본인의 원기를 잘 유지하면서 수를 누릴 것이다(萬室之邑에 一人이 陶則器不足也오 百家之村에 一人이 醫則活人이 不足也리니 必廣明醫學하야 家家知醫하며 人人知病 然後에 可以壽世保元이니라)'라고 하였다.

우리 모두가 자신의 체질을 알아서 건강관리를 하는데 도움이 되길 바란다.

2009. 8. 30.

牛山洞 研究室에서 著者 謹識

차례

1장
체질

우리는 일상생활에서 다음과 같은
대화를 주고 받는다.

"그는 차분한 성격이다"

"그는 까다로운 성격이다"

"그는 불같은 성격이다"

"그는 낙천적 기질이 있어"

"예술가적 기질을 타고난 작가"

"이 신문은 보수적 기질이 강하다"

"그의 작품에는 어딘지 모르게 반항아적인 기질이 나타난다"

성격과 기질이라는 말이 들어간 말인데, 2가지 모두 그 사람의 특
성이나 특정 대상이 쉽게 바뀌지 않는다는 공통점을 알려주고 있다.

'차분한 성격', '까다로운 성격' 등은 어떠한 상황이 생겼을 때 쉽게 바뀌지 않고 그러한 방식으로 대처함을 알려준다.

아래의 '기질'이라는 것은 '낙천적'이다, '예술가적'이다, '보수적'이다라는 것은 정서적인 면에 치중하여 설명할 때 사용되는 용어이다.

즉, 기질은 자극에 대한 민감성이나 특정한 유형의 정서적 반응을 보여주는 개인의 성격적 소질이라 할 수 있다.

다음으로 기질에 대해서 알아보고자 한다.

기질(Temperament)은 왜 중요할까?

기질이란 말을 한자로 옮기면 기질(氣質)이 되는데, 기는 기운 기, 질은 바탕 질이다. 기운이란 우리의 신체 '몸뚱이'에 대한 것이고, 몸뚱이가 이루고 있는 바탕이라는 것이다. 즉 자주 바뀌는 성질을 말하는 것이 아닌, 무엇인가 쉽게 바뀌지 않는 것을 말한다.

성리학에서는 리(理)와 기(氣)로 설명을 해 왔다.

'리'와 '기'라고 하면 어려운 표현일 것 같은데, 예를 들면, 버스를 운전하는 기사가 있다고 해 보자. 버스는 기(氣)에 해당하고, 운전기사는 리(理)라고 할 수 있다. 다시 말하면 우리 몸을 본다면 신체는 기에 해당하고 우리의 의식이나 신경작용은 리라고 할 수 있다. 예로부터 눈에 보이는 것은 좀 낮은 것으로 보고, 눈에 보이지 않는 원리같은 것을 중요하게 생각했다.

따라서 기질이란 '리'에 대비해서 설명한다면, 신체가 반응하는 것으로 조금 낮은 개념으로 성리학에서는 설명해 왔으나, 현대에서는 형이상학, 형이하학의 개념으로 설명하는 것이 아니고, 다만 사람의 몸이 외부 자극에 대해서 반응하는 일정한 패턴이라고 볼 수 있고, 혹은 정서적, 심리적 반응패턴이라고 볼 수 있다.

기질은 어떤 특징을 가질까?

기질은 사람마다 타고나는 독특한 성질을 가지며, 정서적인 면에 치중해서 말할 때 사용한다. 쉽게 바뀌지 않는 안정적인 면을 가지며, 다른 사람과 차별화되는 특성을 가진다. 행동이나 반응 특성으로 나타나며, 어렸을 때 불안이나 긴장과 같은 기질을 가진 사람들은 추후 학생이나 성인이 되었을 때 학습이나 대인관계에 문제가 생기기도 한다.

> "당신의 발 크기나 코 모양이 다른 사람들과 다른 만큼 성격도 다른 사람들과 다르다. 심리학자들은 이것을 성격의 생물학적이고 선천적인 차원, 즉 '기질'이라고 불렀다."[1]

기질을 설명하는 심리학자의 말을 빌리면 위와 같이 발 사이즈나 코 모양이 제각각인 것처럼 우리의 기질은 매우 다양하며, 이것은 성격에서 생물학적이고 선천적인 차원에서 설명하는 것이다.

---

1) Lawrence A. Pervin 외, 『(Pervin의) 성격심리학』, p.408, 중앙적성출판사, 2006

심리학에서는 기질(temperament)이란 용어를 사용해서 학습된 측면보다는 타고난 성질을 설명해 왔고, 특질(trait)도 비슷하게 사용되었는데, 기질이 좀 더 정서적인 면과 관련이 깊다.

기질은 비교적 안정적이고 차별화된 정서적인 특성이나 행동 특성들로, 유년기 때의 양상은 뇌 신경화학의 차이를 포함한 선천적 생물학의 영향을 받는다고 하였으며(Kagan, 1994), 핵심요소는 유전적으로 초기에 나타나고 꽤 오랫동안 안정적으로 남아 있는 정서적 특성의 개인차이며 생물학적 과정을 토대로 하고 있다고 하였다.[2] (Eisenberg, Fabes, Guthrie & Reiser, 2000; Rothbart, Ahadi & Evans, 2000) 기질이나 특질이 관심의 대상이 된 것은, 어려서 불안이나 긴장을 가졌던 아이들이 커서도 비슷한 특징을 가진다거나, 학습 혹은 대인관계에서 구별되는 유형이 있다고 믿었던 까닭인 듯하다. 몇몇 학자들의 기질유형론이 있으나 아직까지 합의된 유형론은 없다.

이번에는 성격(Character)에 대해서 설명해 본다.

'성격은 개인의 환경에 대한 적응을 결정짓는, 특징적이며 일관된 행동 패턴과 사고양식'이다.

위에서 기질, 개성, 성격이란 용어가 혼재되어 설명되어 복잡하게 느껴지는데, 생리적인 구조에 기반을 둔 정서반응을 의미하는 기질,

---

2) Lawrence A. Pervin 외, 『(Pervin의) 성격심리학』, p.408, 중앙적성출판사, 2006

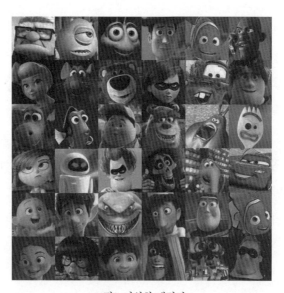

그림1. 다양한 캐릭터

(출처: https://www.buzzfeed.com/laurengarafano/disney-pixar-character-identification-quiz)

타인과 구분되는 고유한 심리 생리적 특징인 개성, 가치 개념이 포함된 성격, 고유한 행동양식인 성격 특성 등의 의미를 포괄한다.[3]

위의 그림1은 다양한 캐릭터를 보여준다. 캐릭터라는 말은 2가지의 의미를 가지고 있는데, 하나는 연극이나 영화의 등장인물을 말하며, 하나는 성격을 의미한다. 그런데 잘 생각해 보면, 2가지의 의미가 공통점을 가짐을 알 수 있다. 즉, 등장인물은 특정한 성격을 가지고 있다. 위의 그림1에서 보여주는 여러 이미지들을 자세히 보면,

---

3) Cloninger, SC. *Theories of Personality*. Prentice Hall. 2007. [성원영, 김우경, 송정모, 김락형. 아이젱크 성격검사와 기질 및 성격검사를 통한 사상체질 특성 연구 J Of Oriental Neuropsychiatry 2012;23(4):95-106에서 재인용-]

가령 좌측 상단의 할아버지 캐릭터는 네모난 얼굴에 눈매나 눈썹이 처진 편이다. 이런 경우에는 성격이 과묵하고 참을성이 많으며, 끈기가 있는 편이다. 네 번째 우디는 눈썹이 아래로 쳐지고 얼굴이 가냘프고 길쭉하게 생겼다. 좀 걱정이 많은 편이고 겁도 있는 것으로 보인다. 그 아래 '인크레더블'에 나오는 여성 캐릭터는 얼굴에 가면을 쓰고 있는데, 아마도 눈썹이 위로 올라가고 눈매가 매서울 것이다. 강한 이미지를 가지고 있다. 아래에서 2번째 상어의 경우에는 눈매가 위로 올라가고 이빨이 삼각형으로 날카롭다. 만약 눈매가 아래로 쳐져 있다면 매서운 상어의 이미지를 그릴 수 없다. 이것은 나중에 사상체질을 구별할 때에도 그대로 적용이 된다.

사람들은 자신의 성격이나 다른 사람의 성격을 알고 싶어한다. 만약 성격이 100개, 혹은 1000개라고 하면 흥미가 없을 수 있지만, 가령 4개의 유형이나 8개의 유형, 혹은 16개의 유형으로 구별된다고 하면 흥미가 생겨서 이를 분석해 보고자 할 것이다.

많이 사용되는 성격유형 테스트들, 심리테스트들은 인간이 어떤 유형으로 구별된다는 가정을 하고 만들어진 것이다.

어떤 사람들은 다른 사람과의 인간관계 때문에 성격유형을 알고 싶어하고, 어떤 사람은 어떤 직업에 나의 성격유형이 어울리는지 알고 싶어한다. 혹은 내가 사랑하는 사람과 성격유형이 어울리는지 알아보고 싶어한다.

이번에는 기질(Temperament)과 성격(Character)의 연관성에 대해서 알아본다.

미국의 워싱턴 대학교의 교수인 클로닝거(Claude Robert Cloninger)는 본래 심리학자이며, 유전학자이다. 웰빙(well-being)에 대해, 생물학적, 심리적, 사회적, 영적인 기초에 대해서 연구를 하였다. 특히 성격과 기질에 대한 연구를 진행하였는데, 클로닝거는 같은 집안에서 태어난 아이들이 있는데, 한 아이는 약물중독, 반사

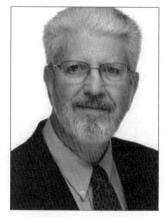

그림2. 클로드 로버트 클로닝거
(Claude Robert Cloninger)

회적 인격장애가 생기는가 하면, 다른 아이는 그런 것이 없이 자라는 것을 알게 되었다. 그러한 것을 어떻게 설명할 수 있을까?

다른 집안의 경우 두 아이가 있다. 7살 유치원생과 2학년 초등학생이다. 두 아이 모두 조용한 성격이다. 그 부모가 모두 조용한 편이다. 이런 경우는 아직까지 기질이 발현되지 않아서 누가 약물중독이나 반사회적 인격장애가 생길지 알 수 없을 것 같지만, 클로닝거는 성격을 측정함으로써 누가 그러한 가능성을 가지는지를 확신했다.

클로닝거는 3차원 성격 설문지(TPQ, Tridimensional Personality Questionnaire)와 기질-성격설문지(TCI, Temperament and Character Inventory)를 만들었다.

표1. TCI의 7가지 항목

Temperaments	해석	Characters	해석
Novelty Seeking(NS)	자극추구	Self-Directedness(SD)	자율성 (자기주도성)
Harm Avoidance(HA)	위험회피	Cooperativeness(CO)	연대감 (협동성)
Reward Dependence(RD)	보상의존성	Self-Transcendence(ST)	자기초월성
Persistence(PS)	인내력(끈기)		

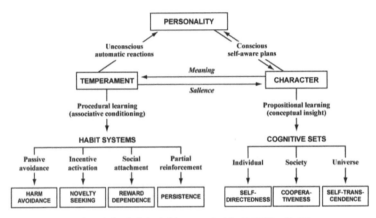

그림3. 기질, 성격과 인격(personality)을 구성하는 인자들

출처: FROM THE THIRD GENEVA CONFERENCE ON PERSON-CENTERED MEDICINE: PERSON-CENTERED CLINICAL CARE ACTIVITIES. Person-centered Therapeutics. The International Journal of Person Centered Medicine. C.RobertCloninger, Kevin M. Cloninger

1994년 클로닝거는 기질과 성격을 알아보는 검사지(Temperament and Character Inventory)를 만들어 발표했는데, 3차원 성격 설문지(TPQ)에서 더욱 성숙해진 것이며, Zuckerman과 Eysenck 모델과 관련이 있다. 기질에 대한 항목으로 4개, 성격에 관한 항목으로 3개가 있다.

그림3에서는 인격이 기질과 성격이 서로 영향을 주고 있음을 보여준다. 기질은 인격에 대해서 무의식적인 자동적 반응으로 나타나고, 성격은 인격에 대해서 의식적인 인지를 하고 있음을 보여준다.

기질은 하위단계에 수동적으로 피해를 회피하는 것, 인센티브를 추구하는 동기(목표) 추구, 사회적인 관계에서 부가되는 보상의존성, 부분적 강화인 인내력(끈기)가 있다.

성격의 하위단계에 인지에 관해서 개인적 차원에서는 자율성(자기주도성)이 있다. 자율성은 사회집단을 구성하지 않은 상태에서도 할 수 있는 것이다. 하지만 협조성은 가령 무인도에 나 혼자 산다면 필요없는 개념이 된다. 즉 사회에서 다른 사람과 더불어 살 때 필요한 항목이다. 마지막으로 우주와 더불어 자기초월성이 나오는데, 짧은 미래를 생각하는 것이 아니라 원시적인 관점에서 생각하는 것으로 보인다.

이제 우리의 주제인 체질로 돌아와 본다면,

우리는 주변에서 체질이라는 말을 많이 듣는다. 산성체질, 알칼리체질, 비만체질, 알레르기체질, 아토피체질, 특이체질 등등. 심지어 양방의원이나 병원에서도 체질이 좀 다른 것 같다는 말을 하기도 한다.

과연 체질이란 무엇일까? 체질(體質)이란 몸의 바탕이라고 할 수 있다. 질(質)이 들어간 말로 기질(氣質), 소질(素質), 형질(形質) 등이 있다. 공통된 의미는 뭔가 고정되어서 바뀌지 않는다거나 혹은 오랫동안 지속되는 형태를 가지고 있다는 것을 의미하는 것으로 생각된다.

의학뿐만 아니라 심리학, 상담학, 인류학 등에서도 인간을 몇 가지의 유형으로 나누어서 해석하려는 노력이 있어왔다.

다양한 체질에 대해서 여러 사람이 말한 것을 살펴보면, 아래와 같다.

① Siebeck : 개체의 활동능력을 지배하는 개체의 반응준비 자세
② Rubner M. : 광의의 정신적, 신체적 특징의 건강모습(健康相)
③ Curtius : 생물의 개체, 특히 내적이거나 외적인 자극에 대한 독특한 반응형태
④ 遠城 : 인간의 형태상, 기능상의 개인차
⑤ 大理 : 개체의 해부적, 생리적, 심리적 제 병증의 유기적 총합
⑥ 木前 : 인체에서의 다수의 반응영역의 내부 상호관계(形質[형태적], 素質[기능적], 氣質[심리적] 3요소)
⑦ 윤길영 : 형체에 기능을 결부시킨 것으로 유전적 체질의 형성 요소에 생활환경적 영향이 합치되어 형성되는 것이나, 유형체질이란 생활환경적 면을 제외한 유전적 체형, 기능, 감정을 총화한 신체정신적인 형질의 합치점에 따라 분류된 것.

위의 ⑦번인 윤길영의 의견에 주의를 하면서 다시 본다면, 우리나

라의 한의학자인 윤길영은 오행속성 속에 다시 오행속성이 있다는 유기능체계를 만든 것으로 유명한데, 체질에 대해서 형체에 기능을 결부시킨 것으로 유전적 체질의 형성요소에 생활환경적 영향이 합치되어 형성되는 것이나, '유형체질이란 <u>생활환경적 면을 제외한</u> 유전적 체형, 기능, 감정을 총화한 신체정신적인 형질의 합치점에 따라 분류된 것'이라 하였다.[4]

  위의 여러 가지 체질에 대한 설명을 종합하면, 신체의 구조 및 기능과 정신·심리상태를 포함하며, 쉽게 변하지 않으면서 다른 사람들과 구별되는 유형을 말한다고 할 수 있다.

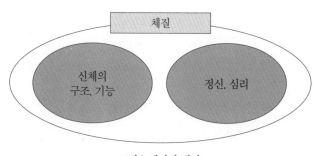

그림4. 체질의 개념

---

4) 송일병 외 16인,『사상의학』, p.326, 집문당, 2004

▣ 요약

- 체질이란 신체의 구조·기능과 정신·심리를 포괄하는 것으로, 쉽게 변하지 않으면서 다른 사람과 구별되는 유형을 말한다.

▣ 문제

01. 다음 중 체질의 정의에 대한 보기 중 연결이 잘못된 것은?

① Siebeck - 개체의 활동능력을 지배하는 개체의 반응준비 자세

② Rubner M. - 생물의 개체, 특히 내적이거나 외적인 자극에 대한 독특한 반응형태

③ 木前 - 인체에서의 다수의 반응영역의 내부 상호관계

④ 大理 - 개체의 해부적, 생리적, 심리적 제병증의 유기적 총합

▣ 정답 ●

1) ②

2장
체질이론

1. 히포크라테스와 4원소

서양에서는 의학의 아버지라고 할 수 있는 히포크라테스(BC 460?~BC 377?)는 신의 미움에 의해서 질병이 오고, 이를 치료하기 위해서 기도라든지 신령한 물로 치료를 해야 한다는 식의 주술적, 미신적 의학관을 배제하고, 자연과학적 시도를 한 사람으로서 유명하다. 또한 의사가 되기 위해서 사용하는 '히포크라테스 선서'로도 유명하다.

히포크라테스 혹은 히포크라테스

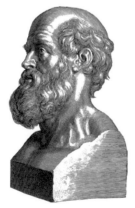

그림5. 히포크라테스

제자들의 무리(학파)에 의해 저술된 '히포크라테스 전집'에는 인간의 네 가지 체액, 혈액(blood), 점액(phlegm), 황담즙(yellow bile), 흑담즙(black bile)이 나온다.

예전까지 '히포크라테스'의 이론이라고 생각하였지만, 현재에는 그의 사위이자 제자인 폴리보스의 이론이라고 생각한다.[5]

어쨌거나 이 네 가지 체액의 불균형 즉 부족이나 과잉으로 인해 질병이 발생한다고 인식했다.

또한 그 이전에 우주의 물질 구성 원소는 물, 불, 흙, 공기라고 했던 엠페도클레스가 있었는데,[6] 그도 사람의 체액은 혈액, 점액, 황담즙, 흑담즙이라고 했으니, 우연의 일치인지 아니면 그의 이론이 폴리보스를 비롯한 히포크라테스 학파에게 전해진 것인지는 알 수 없다. 엠페도클레스는 체액은 체내의 특정 장기, 특정 계절과 연관되며, 건강과 질병에 연관된다고 보았다.[7]

표2. 엠페도클레스의 네 가지 체액 계통표

원소	성질	체액	특성	근원	계절	잘 생기는 병
불	뜨거움	혈액	축축함+뜨거움	심장	봄	생동, 활기참
공기	건조함	황담즙	건조함+뜨거움	간장	여름	질병
흙	차가움	흑담즙	건조함+차가움	비장, 위	가을	우울
물	축축함	점액	축축함+차가움	뇌	겨울	기침, 감기, 콧물

---

5) 자크 주아나, 서홍관 옮김, 『히포크라테스』, p.108, 도서출판 아침이슬, 2004
6) 그리스인들에게 '4'라는 숫자는 중요한 숫자였다. 흰색, 검정색, 빨강, 노랑이 4가지 근원색이라고 보았고, 4계절, 4원소 등과 같이 중요한 숫자로 여겼다. 진 벤딕, 전찬수 옮김, 『갈레노스』, p.49, 실천문학사, 2006
7) 진 벤딕, 전찬수 옮김, 『갈레노스』, pp.48-50, 실천문학사, 2006

2. 갈레노스

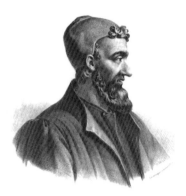

그림6. 갈레노스(갈렌, Claudios Galenos)

히포크라테스의 제자 갈레노스 (AD 129~200?)는 로마시대의 의사로서 동물해부를 통해서 동맥이 공기를 운반하는 것이 아니라 혈액임을 밝혀내기도 하고, 해부학, 생리학, 병리학, 약리학 등의 체계를 세웠고, 방대한 양의 의학서적을 저술해 이후 1500여년간 서양의학에 절대적 영향을 끼친 인물이다. 갈레노스는 그의 저서 De temperamentis에서 4개의 체액에 바탕을 둔 기질에 대해서 설명했다. 즉 네 가지 기질은 네 가지 성격유형이라고 볼 수 있는데, Sanguine(낙관적인, 자신감이 넘치는), Choleric(화를 잘 내는, 불안정한), Melancholic(분석적이고 조용한), Phlegmatic(침착한, 냉정한) 한 유형이다.[8]

네 가지 체액은 성격의 특성 혹은 질병에 대한 감수성을 다르게 만들 수 있다고 보았으며, 혈액이 많으면 명랑한 (sanguine) 기질을 만들 것이다. 흑담즙이 많으면 우울하게(melancholic) 만들며, 황담즙은 화(choleric)를 내는 것을 담당한다고 보았다. 점액(phlegm)이 많은 경우에는 침착한(phlegmatic) 기질을 보인다고 생각했다.

그러나 당시에 이러한 것의 증명을 하기 위해서 연구를 한 것은

---

8) 진 벤딕, 전찬수 옮김, 『갈레노스』, p.56, 실천문학사, 2006

아니었다. 하지만 중세시기까지 유행을 하였고, 심지어는 현대시대에까지 영향을 준다. 조건반사로 유명한 러시아의 생리학자이자 심리학자인 Ivan Pavlov(이반 파블로프)는 개나 사람들이 네 가지 기질로 나뉠 수 있다고 보았는데,

· **Weak** : inhibited, anxious, easily upset(similar to melancholic)
· **Strong unbalanced** : excitable, hyperactive, irritable(similar to choleric)
· **Strong balanced slow** : calm, consistent, not easily aroused(similar to phlegmatic)
· **Strong balanced mobile** : lively, fast, eager(similar to sanguine)

약한 기질이면서 무엇인가 제한을 받는 듯하고, 긴장하고, 쉽게 흥분하는 편은 melancholic과 유사하고, 강하게 불균형한 경우는 흥분하기 쉽고 과잉행동을 하며 불안정한 경우는 choleric과 유사하며, 강하게 균형이 잡혀 느린 경우는 침착하고 일관성 있으며 쉽게 각성되지 않는 것으로 phlegmatic과 유사하다. 강하게 균형 잡히고 동적인 경우는 생기있고 빠르며 적극적으로 하려는 상태이므로 sanguine과 유사하다는 것이다.

네 가지 체액의 특성에 따른 직업을 그림으로 나타낸 것을 살펴보면, 점액질인 사람은 늘 일어나는 것에 대해서 관찰하길 좋아하

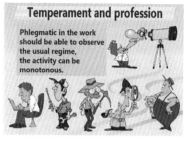

그림7. 점액질인 사람의 직업

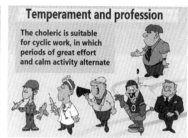

그림8. 황담즙질인 사람의 직업

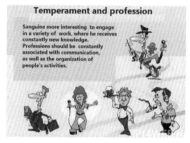

그림9. 다혈질인 사람의 직업

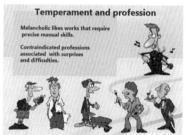

그림10. 흑담즙질인 사람의 직업

고, 어떤 면에서는 단조로운 것을 관찰하는 일을 할 수 있다는 것이
다.(그림7) 황담즙질인 사람은 매우 큰 노력을 하고 다시 평온하게 쉬
어야 하는 일을 번갈아서 해야 하는 주기적인 일에 적합하다.(그림8)

다혈질인 사람은 다양한 일에 관여하는데 흥미를 느끼고, 거기서
항상 새로운 지식을 얻는다. 그들의 직업은 항상 사람들의 활동조
직, 커뮤니케이션과 관련된 일을 한다.(그림9) 흑담즙질인 사람의 직
업은 자세한 손기술을 필요로 하는 일을 좋아한다. 갑자기 놀라는
일이나 어려움과 관련된 일은 피하는 편이다.(그림10)

다음의 그림은 네 가지 체액기질을 설명하는 다양한 형용사이다. 가령 좌측 상단에 있는 흑담즙질(melancholic)은 근심 걱정하는, 불행한, 의심많은, 진지한, 생각이 많은 등이 나타나고, 좌측 하단의 점액질(phlegmatic)은 이성적인, 고결한, 통제되는, 일관된, 변함없는, 조용한 등이 나타난다. 우측 상단에 있는 황담즙질(choleric)은 빠르고, 각성된, 자기중심적인, 밖으로 노출을 즐기는, 성질이 급한, 과장된, 활동적인으로 표현된다. 우측 하단의 다혈질(sanguine)은 장난기 많은, 느긋한, 사교적인, 속편한, 희망에 찬, 만족스러운으로 표현된다.(그림11)

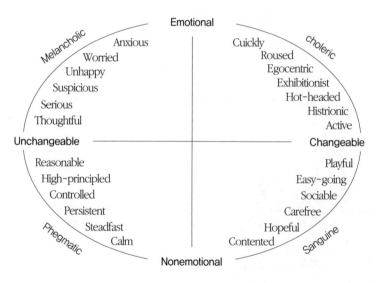

그림11. 네 가지 체액설을 설명하는 형용사

2. 셸던

　셸던(Sheldon, 1898~1977)은 1940년대부터 1970년대까지 아이비리그(Ivy league) 신입생들의 나체사진을 찍어서 체형에 따른 기질을 연구하였다. 정자와 난자가 결합해서 수정란이 된 이후에 수정란이 발생할 때 외배엽(ectoderm), 중배엽(mesoderm), 내배엽(endoderm)의 세 가지 배엽으로 형성된다. 여기에서 피부·신경, 근육, 내장기관 등이 분화·발전하는 것에 착안하여 3가지 배엽 중 어느 것이 우세한지에 따라서 외배엽형(ectomorph 두뇌긴장형), 중배엽형(mesomorph 신체긴장형), 내배엽형(endomorph 내장긴장형)의 세 가지로 나누었다. 이러한 유형은 소마토타입(somatotype)이라고 한다. 아래의 그림에서 맨 왼쪽은 내장이 발달한 유형으로 내배엽형이라고 하는데, 둥글 둥글한 체형을 하고 있다. 두 번째 유형은 중배엽형으로 다부진 근육질을 가지고 있다. 맨 오른쪽의 가늘고 긴 체형을 가진 유형은 외배엽형이며 피부, 신경계통이 발달한 유형이다.

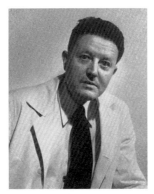

그림12. 셸던(William Herbert Sheldon)

　내배엽형(내장긴장형)은 복부가 흉부보다 발달하며, 사지(四肢)가 짧고, 손발의 끝이 뾰족하다. 관절이 굵고 어깨는 수평이며, 얼굴이 넓고, 얼굴의 아래 위가 거의 같다. 피부는 부드럽고 매끈한 편이며, 보통은 뚱뚱하다.

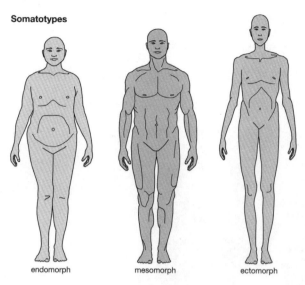

Somatotypes

endomorph   mesomorph   ectomorph

그림13. 내배엽형, 중배엽형, 외배엽형
(ⓒ 2012 Encyclopaedia Britannica, Inc.)

중배엽형(신체긴장형)은 몸통(동체, 胴體)의 폭이 넓고 근육이 견고한 편이며, 가슴이 크고 비교적 편평한 편이다. 사지(四肢)골격과 근육이 발달해 있으며, 피부는 두껍고 거칠다.

외배엽형(두뇌긴장형)은 감각이나 신경계통이 발달해 있고, 체형은 직선적이다. 흉부가 복부보다 발달해 있으며, 어깨가 좁고, 근육에 굴곡이 있다. 머리 전체에 비해서 얼굴이 작다. 피부는 섬세하고, 건조하며 주름이 많다. 홀쭉하며 허약한 편이다.[9]

셸던은 이러한 체형특성(somatotype)과 성격이 거의 잘 들어맞아, 관련성이 높다고 보았다. 특히 내배엽형(endomorph)인 경우에는 성

---

9) 송일병 외 16인, 『사상의학』, p.327-329, 집문당, 2004

격과 일치율이 0.80이라고 하였고 나머지도 비슷하게 강한 관련성
이 있다고 하였다. 다만 문제는 대상자들의 성격 특성을 셸던 혼자
서 평가했다는 것이다. 따라서 셸던의 체형에 대한 지식체계에 영
향을 받아서 평가하지 않았을까 하는 우려가 있게 된다. 이러한 변
이(bias)를 제거하고 관련성을 보았을 때는 0.2 정도가 나왔다(Child,

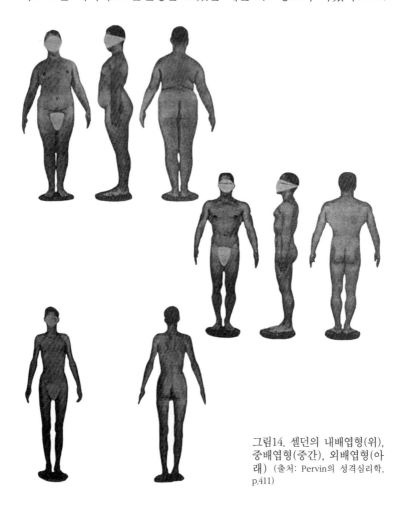

그림14. 셸던의 내배엽형(위),
중배엽형(중간), 외배엽형(아
래) (출처: Pervin의 성격심리학,
p.411)

표3. 셀던의 3가지 기질 특성

내장긴장형	신체긴장형	두뇌긴장형
1. 동작 느림	확실성 있는 태도, 동작	주저하는 태도, 동작
2. 신체적 안락 즐김	신체적 동작 즐김	생리적 반응이 강함, 빠름
3. 반응 느리다	강한 기질	은둔생활, 금욕주의
4. 식도락, 외향성	운동, 일 좋아함	태도를 알기 어려움
5. 사교성, 감정이 안정적	지배적, 능률적일 좋아함	내성적, 지나친 사려
6. 유동성 음식 선호	모험, 육체·정신적 안정 견뎌	감정적 충동 잘 억제
7. 의식적인 것 선호	용감 행동, 물리적 행동	마음속 경계가 표정으로
8. 누구에게도 좋은 인상	경쟁적, 공격적	사교할 때 마음 불안정
9. 애정, 칭찬 바람	냉혹함, 비정하다	애정표현 수동적
10. 타인에게 마음 쏠림	밀폐된 곳 공포심	광장에서 공포심
11. 불결한 면이 있다	함부로 소리지름	소리 내는 것을 겁냄
12. 자기만족적	고통을 무관심하게	고통에 민감
13. 깊은 잠	요란한 것 선호	천면, 피로감
14. 특색 별로 없다	나이에 비해 늙어 보임	태도, 풍채 젊어 보임
15. 술을 즐김, 사교성	술 취하면 기고만장, 싸움	술 등을 억제하기 어려움
16. 힘들때타인 힘 의지	힘들 때 활동하길 바람	고독을 찾는다
17. 어릴 때 가족 중 친분 있는 자에게 마음 쏠림	어릴 때는 이상적인 것에 마음이 끌림	인생의 최종단계에 마음이 쏠림

1950). 각각의 정신, 신체적 특성을 나타내면 표3과 같다.[10]

4. 크레치머, 시기우드와 후루가와

독일의 정신과 의사인 크레치머(Ernst Kretschmer, 1888~1964)는 정신분열증과 우울증을 구분한 것으로 유명한데, 정신신체의학적 관

10) 송일병 외 16인,『사상의학』(집문당, 2004), p.328의 표를 요약정리함.

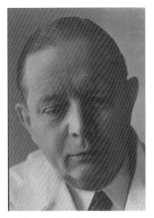

그림15. 크레치머
(Ernst Kretschmer)

점에서 3가지 체형에 따라서 유형을 분류하였다. pyknic(fat), athletic(muscular), asthenic(thin)의 3가지 형태이다.

비만형은 신체가 둥글고, 지방이 많다. 피부가 유연하며, 허리와 배가 발달되어 있다. 목은 짧고 굵으며 사지가 체간에 비해 짧다. 순환성기질과 친화성 있으며(즉, 순환기질환이 잘 걸릴 수 있으며), 사회적인 태도는 외향적, 친절, 애교, 유모, 온화한 성격을 가진다. 지나치게 강하면 순환기질환이 나타나고, 극단적일 때는 조울병이 될 수 있다.

세장형(細長型)은 신체가 세장형(즉, 가늘고 길다는 의미이다)이고, 흉곽이 좁고 피부는 건조, 창백하다. 사지가 체간에 비해 길다. 분열성기질과 친화성이 있으며, 내향적, 수치심, 폐쇄적, 냉담한 경향을 가진다. 지나치게 강하면 분열병기질을 가지고, 극단적일 때는 정신분열증이 되기 쉽다.

투쟁형은 근육이 발달하고, 흉곽이 넓은 편이다. 얼굴은 긴 계란형이며, 권골궁(광대뼈)이 드러나 보인다. 점착성 기질과 친화성이 있다. 평소 평온하고, 자극에 대한 감수성 낮으나 때로 폭발적으로

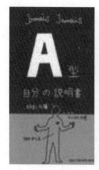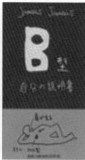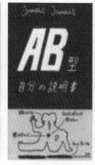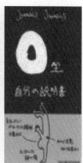

그림16. 일본에서 출간된 혈액형별 자기설명서

분노를 드러내기도 한다. 융통성이 없으나 의리가 강한 편이다. 지나치게 강하면 전간성(癲癇性)[11] 기질이 되고, 극단적이면 전간병(癲癇病)이 된다고 하였다. 다만 이것은 실험연구로 증명되지는 못했다. 추후에 미국의 William Sheldon이 신체 유형을 제안하는데 채택이 되었다.

프랑스의 내과 의사였던 시가우드(Claude Sigaud, 1862~1921)는 어느 부위가 발달했는지에 따라 호흡형, 소화형, 근(筋)형, 두뇌형의 네 유형으로 나누었다. 호흡형은 호흡에 관련된 폐, 기관지 등이 발달한 형태이고, 소화형은 소화에 관계된 위, 장 등이 발달한 유형이며, 근형은 근육이 발달한 형태이며, 두뇌형은 두뇌가 발달한 형태를 말한다.

일본 사람인 후루가와(古川竹二, Furukawa Takeji, 1891~1940)는 1927년 「血液型による氣質の硏究」(『心理學硏究』)를 발표하여 사람의 유형

11) 전간(癲癇): 주로 간질을 말한다.

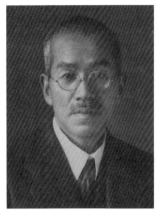

그림17. 후루가와 타케지
(Furukawa Takeji)

을 ABO혈액형에 따라 분류하였다.

가령, A형은 온순하고 인정이 많다거나, 겁이 많고 태만하며 내성적이라 하였고, B형은 쾌활 명랑하고 근면하며, 사교적이고 경솔하다고 하였으며, O형은 침착하고 이지적이며 고집이 강하다고 하였다. AB형은 A형과 B형의 혼합이라고 하였다.[12] 일본에서는 최근에서 혈액형별 자기설명서와 같은 책들이 출판되고 있으며, 혈액형에 따라 사람의 유형을 분류하는 데 관심이 많다고 할 수 있다. 그렇지만, 과테말라, 볼리비아, 니카라과처럼 90%이상이 O형 혈액형을 가지고 있는 나라도 있으므로, 전 세계적으로 통용되기에는 부족하다 할 수 있다.

5. 융

융(C.G.Jung, 1875~1961)은 성격유형을 크게 외향형, 내향형의 일반적 태도 유형과 사고, 감정, 감각, 직관의 심적 기능에 의한 기능유형을 조합하여 8가지의 유형으로 분류하였다.

외향형(extroverted type)은 외향적인 태도를 가지고, 관심이 밖으로 향하며, 객관세계로 뛰어들어 그것과 관계를 맺는데 망설이지 않는

12) 송일병 외 16인, 『사상의학』(집문당, 2004), p.330에서 요약

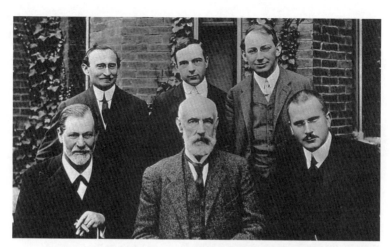

그림18. 프로이드(Sigmund Freud, 왼쪽 아래), 홀(G. Stanley Hall, 중앙 아래),
융(C. G. Jung, 오른쪽 아래)

표4. 융의 성격유형

	외향형	내향형
일반적 경향	관심이 밖으로 향함. 사교적, 자신의 생각을 쉽게 표현. 책임을 뒤로 돌림.	관심이 안으로 향함. 외부의 세계로부터 자신을 지킴. 자신의 생각 표현이 쉽지 않다. 타인일 무관심. 책임을 먼저 생각.
사고 (thinking)	객관적 사고. 감정적 측면. 억압, 인간적 온정이 없고 오만해 보임. 독선. 고집. 허세. (과학자)	주관적. 자신의 존재하에 현실 이해. 완고, 고집 세다. (철학자. 실존 심리학자)
감정 (feeling)	여성에 많다. 변덕이 심함. 감정적. 기분파.	여성이 많다. 자신의 감정을 숨긴다. 말수 적다.
감각 (sensing)	남성에 많다. 현실주의적. 실제적. 관능적 성향. 중독, 도착, 강박에 걸리기 쉬움.	외적 대상에 관심 없고, 자신의 정신적 감각에 몰두. 자신의 표현에 곤란.
직관 (intuition)	여성에 많다. 경솔함. 불안정. 싫증. 새로운 직관.	예술가형. 외적 현실이나 관습의 접촉을 유지하지 않음. 고립.

다. 때로는 객체를 바꾸는데에도 적극적이다.

내향형(introverted type)은 내향적인 태도로, 객체는 주체를 위협하는 존재로 인식하여 밖으로부터 오는 자극에서 조금이라도 주체를 손상하지 않도록 주체를 지키려고 한다.[13] 8가지 유형을 정리하면 표4와 같다.[14] 서양에서도 여러 가지 체질에 대한 이론이 많았고, 형태를 중심으로 인간의 심리나 성격유형을 알고자 하는 노력이 있어왔다.

6. 황제내경

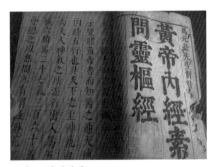

그림19. 황제내경

동양에서도 여러 가지 이론이 있었는데, 한의학의 바이블이라고 할 수 있는 『황제내경(黃帝內經)』을 비롯해서 장경악의 음양체질이론, 동무 이제마의 사상의학, 중국의 여러 가지 체질이론, 인도의 아유르베다 의학을 살펴본다. 『황제내경』은 성립시기에 대한 논란이 있지만, 대체로 춘추전국시대부터 한나라까지에 걸쳐서 완성된 것으로 여긴다. 전설상의 인물인 황제와 신하들의 문답형식으로 구성되어 있으며, 소문 81편, 영추 81편으로 구성되어 있다.[15]

---

13) 강형원 외 46인, 『한방신경정신의학』, p.164, 집문당, 2005
14) 송일병 외 16인, 『사상의학』(집문당, 2004), p.331에서 요약
15) 나창수 외 17인, 『한의학총강』, p.15, 의성당, 2003

표5. 오형인

오형	특성
목형인(木型人)	느리고 물러서 행동이 둔한 모양. (勞心 少力 多憂 勞於事 好有材)
화형인(火型人)	적극적이며 매사 용의주도하여 성사함. (多氣 少信 多慮 急心 不壽暴死)
토형인(土型人)	인정미가 넘치고 온후 독실. (安心 不喜權勢 善附人 好利人)
금형인(金型人)	정확하며 신념을 굳게 가짐. (善爲吏)
수형인(水型人)	생각이 예민하며 변하기 쉽고 내성적임. (不敬畏 善欺紹人)

표6. 오태인(五態人)

	특성
태양인	사는 곳을 따지지 않고 이르러 지내는 곳이 집이 된다. 큰일을 할 것이라고 호언장담하며 능력도 없으면서 큰소리친다. 자신의 생각을 곳곳에 알려 모든 곳의 사람들이 모두 알게 한다. 행동거지는 거칠고 경솔함에 옳고 그름을 돌아보지 않는다. 일을 할 때도 아주 평범하고 보잘것 없이 해도 그의 자신감은 매우 강하며 비록 실패해도 보통 후회하지 않는다.
소양인	일을 함에 비교적 치밀하고 여러 번 생각하며 자신을 높이 여겨 하찮은 관직에 있어도 크게 자신을 높은 것으로 생각한다. 사교성이 아주 좋으며 내부적인 일에는 관여하지 않는다.
태음인	탐욕적이어서 어질지 않은데, 겉으로는 겸손하나 속으로는 음흉하면서 아주 치밀하고 꼼꼼하다. 무엇이든지 가지는 것은 좋아하고 쓰는 것은 싫어한다. 그의 마음 상태는 매우 부드러운 모양이고 그 형색을 밖으로 드러내지 않는다. 언어, 행동이 즉시 자신의 것을 나타내지 않고 다른 사람의 뒤에서 눈치를 보아가면서 행동하는데, 자기는 명확한 입장을 표현하지 않는다. 겉으로는 충직하고 온후하나 속으로 간사한 사람의 모양과 같다.
소음인	작은 이익을 탐내어 계획하며 다른 사람을 해치는 나쁜 마음을 가지고 있어, 다른 사람이 손해를 입게 되나 이것이 자신에게는 하나의 기쁨이 되니 다른 사람의 마음에 상처를 입히거나 해를 끼치는 것을 좋아한다. 다른 사람의 영광을 보면 질투하고 실망, 분노의 모습을 보인다. 동시에 그 성격이 포악해져 다른 사람에 대해 조금도 좋은 생각이나 도움이 마음이 없게 된다.
음양화평지인	생활 안정, 두려움 없고, 탐욕된 망상, 과분한 기쁨이 없다. 겸손.

황제내경은 음양(陰陽), 오행(伍行), 오운(伍運), 육기(六氣), 섭생(攝生), 장상(臟象), 경락(經絡), 병리(病理), 진단법, 변증(辨證), 치법(治法) 등 다양한 이론이 포함되어 있는 책으로, 한의학의 이론체계, 중의학의 이론체계, 일본 한방의학의 이론체계는 전부 황제내경에서 기원한다고 할 수 있다. 황제내경의 여러 편 중에서 「통천편(通天篇)」에서 오행의 이론에 따라서 다섯 유형을 말하고 있고 「음양이십오인론(陰陽二十五人論)」에서 다시 오음[五音: 궁(宮), 상(商), 각(角), 치(徵), 우(羽)]을 배속해 5×5 = 25의 25人의 유형을 말하고 있다.

7. 장경악과 최근 중국의 체질의학

장경악(張景岳)은 장개빈(張介賓)이라고도 하며, 명나라의 의사였는데, 음장인(陰臟人), 양장인(陽臟人), 평장인(平臟人)의 세 가지 유형으로 나눠서 설명하고 있다. 음장인은 음양의 속성에서 음에 속하는 것으로 평소 몸이 차기 때문에, 열이 날 수 있는 생강, 건강, 계피 같은 열성이 있는 한약을 좋아한다. 양장인은 양에 속하므로 날 것이나 찬 것, 황련, 황백 같은 찬 성질의 한약을 좋아한다. 평장인은 차거나 따뜻한 것을 다 잘 먹는 경우를 말한다.

최근 중국에서는 왕기 7체질, 방만민 7체질, 양상청 7체질, 진덕평 7체질, 광조원 6체질, 모국성 9체질, 화가방 6체질, 하유민 6체질(10체질), 임제명 9체질, 전대화 12체질, 호문준 4체질, 왕대붕 5체질과 같은 여러 가지 체질이론을 말하고 있었다.

2009년 4월, 중화중의약학회(中華中醫藥學會)에서는 《중의체질분류 및 판정》이라는 표준을 정식으로 발표하였고, 이에 따르면 중의체질을 9종류로 나누어 평화질, 기허질, 양허질, 음허질, 담습질, 습열질, 혈어질, 기울질, 특품질이라고 하였다. 중의체질에서는 체질은 후천적인 노력에 의해서 체질이 바뀔 수 있고, 가장 정상적인 상태를 평화질이라고 하고 있어, 우리나라의 사상체질과는 다르며, 중의변증을 벗어나지 못하고 있다고 할 수 있다.

8. 인도의 아유르베다

고대 인도에는 아유르베다(Ayurveda)라는 이론이 있었는데, 아유르베다는 knowledge of life(삶의 지식) 혹은 knowledge of longevity(장수의 지식)라는 뜻이다. 인도에서는 우주의 구성요소를 에테르, 물, 불, 공기, 흙이라 하였으며, 이러한 속성과 같이 몸 안에도 다섯가지의 기본 요소가 존재한다고 보았다.

그 다섯 가지 에테르, 공기, 물, 불, 흙에 따라 감각기관, 감각, 행위기관, 행위를 배정해 놓았다. 다섯 가지가 적절히 결합하여 세 가지 기질(트리도샤, tridosha)을 만든다고 보았다. 트리도샤에는 바타(vata, 氣), 피타(pitta, 火), 카파(kapha, 水)의 세 가지가 있고, 바타는 에테르와 공기가 결합된 것이고, 피타는 물과 불이 결합된 것이고, 카파는 흙과 물이 결합된 것으로 보았다.

표7. 아유르베다의 5원소

요소	감각	감각기관	행위	행위기관
에테르	청각	귀	말하기	발성기관
공기(풍)	촉각	피부	잡기	손
불(화)	시각	눈	걷기	발
물(수)	미각	혀	생식	성기
흙(지)	후각	코	배설	항문

표8. 트리도샤의 유형

바타(VATA) 공기+에테르	피타(PITTA) 불+물	카파(KAPHA) 물+흙
운동	체열	안정성
호흡	체온	에너지
본능적 충동	소화	윤활성
조직의 변형	知覺	油性
운동기능, 감각기능	이해	용서
신경자극	배고픔	탐욕
표류성	목마름	집착
분비작용	지성	축적
배설작용	분노	잡고 있음(holding)
공포	증오	소유욕
공허	시기	
불안		

트리도샤에 따라서 인간의 유형이 결정되고, 그 유형에 따라 살아
야 건강하다고 보았다.[16]

---

16) 하만수. 「인도고전인 아유르베다에 있어서의 체질 유형에 관한 고찰」, 사상의학
  회지. 1991;3(1):129-140

9. 한국의 사상의학

우리나라 한의학에서도 기본적으로 음양체질, 오행체질을 이용하기도 하지만, 생리, 병리, 양생, 치료를 일관성 있게 설명하고 임상에서 적용하는 것에는 사상의학이 큰 비중을 차지하고 있다. 사상의학은 동무(東武) 이제마(李濟馬)선생(1837~1900)이 창안한 독특한 한국 한의학이라 할 수 있다. 이제마선생은 무관(武官)이기도 하며, 의학과 유학을 공부했다. 유학을 공부하면서 사람의 유형을 네 가지로 나누고, 태양인, 소양인, 태음인, 소음인으로 분류하였다. 네 체질은 폐, 비, 간, 신의 네 가지 장기의 대소(大小), 기능의 허실(虛實) 차이에 따라서 결정되며, 어떤 체질이 좋고 어떤 체질이 나쁘다는 우열은 없다고 보았다. 따라서 자신의 체질을 알고, 체질에 따른 정신과 육체 건강법을 알아 실천한다면 자신의 수명을 잘 유지하면서 살게 된다고 하였다.

▣ 요약

- 히포크라테스는 혈액, 점액, 황담즙, 흑담즙의 네 가지 체액에 대해서 설명하였다.
- 갈레노스는 히포크라테스의 네 가지 체액을 발전시켜 체액설을 만들었다.
- 셸던은 외배엽형(두뇌 긴장형), 내배엽형(내장 긴장형), 중배엽형(신체 긴장형)의 세 가지 유형론을 제창했다.
- 크레치머는 비만형, 세장형, 투쟁형의 세 가지 유형론을 만들었다.
- 시가우드는 호흡형, 소화형, 근형, 두뇌형의 네 가지 유형론을 설명하였다.
- 후루가와는 A, B, AB, O형의 혈액형에 따른 유형을 설명하였다.
- 융은 외향형, 내향형의 2분류 및 사고, 감정, 감각, 직관의 4분류를 하였다.
- 황제내경에서는 오형인, 오태인론, 25인론의 설명이 있다.
- 장경악은 음장인, 양장인, 평장인의 세 분류를 하였다.
- 최근 중국에서는 왕기에 의해 9체질 분류를 하였으나, 체질이 바뀐다는 입장을 가지고 있다.
- 인도의 아유르베다는 바타(Vata), 피타(Pitta), 카파(Kapha)의 세 유형을 설명하였다.
- 한국의 사상의학은 태양인, 소양인, 태음인, 소음인의 네 가지 체질을 설명하고 있다.

▣ 문제

01. 엠페도클레스의 체액의 성질에 관한 다음 보기 중 잘못된 것은?
    ① 혈액 — 심
    ② 황담즙 — 간
    ③ 흑담즙 — 비위
    ④ 점액 — 소장

02. 엠페도클레스의 체액 계통표에 관한 다음 보기 중 잘못된 것은?
    ① 봄 — 생동
    ② 여름 — 활기참
    ③ 가을 — 우울
    ④ 겨울 — 기침, 감기, 콧물

03. 로마시대의 의사 갈레노스에 관한 설명이 아닌 것은?
    ① 해부학, 생리학, 병리학, 약리학 등의 체계를 세움
    ② 히포크라테스의 4체액을 확장하여 4가지의 기질을 설명
    ③ 동맥이 공기를 운반한다고 주장
    ④ 혈액은 사람을 활기차게 만들고 점액은 행동을 느리게 한다고
       주장

04. 셸던의 3가지 기질 중 동작이 느리고 누구에게도 좋은 인상으로 술
    을 즐기고 사교성이 있으나 불결한 면이 있는 type은?
    ① 내장긴장형
    ② 신체긴장형
    ③ 두뇌긴장형

05. 셸던의 3가지 기질 중 신체적 동작을 즐기고 용감하나 경쟁적, 공격
    적이고 냉혹할 수 있는 type은?

① 내장긴장형　　　② 신체긴장형　　　③ 두뇌긴장형

06. 셀던의 3가지 기질 중 두뇌긴장형에 대한 설명이 아닌 것은?
　　① 생리적 반응이 강하고 빠르다. ② 애정표현에 있어 수동적이다.
　　③ 밀폐된 곳에 공포심을 느낀다. ④ 태도 및 풍채가 젊어 보인다.

07. 셀던의 3가지 기질 중 내장긴장형에 관한 설명으로 맞는 것은?
　　① 운동 및 일을 좋아한다.　② 태도를 알기 어렵다.
　　③ 자기만족적이다.　　　　④ 인생의 최종단계에 마음이 쏠린다.

08. 히포크라테스 혹은 그의 제자들이 말하는 인간의 네 가지 체액이 아
　　닌 것은?
　　① 혈액　　② 갈담즙　　③ 황담즙　　④ 흑담즙　　⑤ 점액

09. 인간의 체형에 따른 기질을 연구하여 외배엽형, 중배엽형, 내배엽형
　　의 3가지로 분류한 사람은?
　　① 갈레노스　　　② 크레치머　　　③ 시가우드
　　④ 셀던　　　　　⑤융

10. 3가지 기질중 동작이 느리고, 반응이 느리며 식도락, 사교성이 있고,
　　자기만족적이며, 누구에게도 좋은 인상을 갖는 편인 기질은?
　　① 내장긴장형　　② 신체긴장형　　③ 두뇌긴장형
　　④ 호흡긴장형　　⑤ 혈액긴장형

11. 융이 분류한 유형에 속하지 않는 것은?

① 사고형   ② 감정형   ③ 대립형   ④ 감각형   ⑤ 직관형

12. 황제내경의 오태인 중 다음 설명에 해당하는 것은?

> 일을 함에 비교적 치밀하고 여러 번 생각하며 자신을 높이 여겨 하찮은 관직에 있어도 크게 자신을 높은 것으로 생각한다. 사교성이 아주 좋으며 내부적인 일에는 관여하지 않는다.

① 태양인   ② 소양인   ③ 태음인   ④ 소음인

▣ 정답 ·

1) ④   2) ②   3) ③   4) ①   5) ②   6) ③   7) ③   8) ②

9) ④   10) ①   11) ③   12) ②

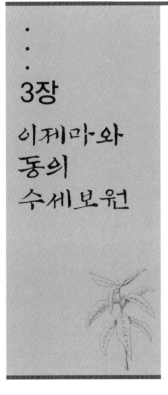

3장
이제마와
동의
수세보원

1. 이제마(李濟馬, 1837~1900)

　조선 후기 동무 이제마선생은 본래 유학을 연구한 철학자이고, 무예를 연마한 사람이며, 무예를 좋아하여 본인의 호(號)를 동무(東武)라고 하기도 하였다. 자신의 병인 열격(噎膈) 반위(反胃)[17]를 치료하고자 하는 노력에서 출발하여 본인의 체질이 태양인임을 알고 치료와 양생을 하여 64세를 누렸다. 그간 유학을 통해서 인간을 탐구해 4가지 체질을 이끌어 내고 이를 한의학으로 연결하여 정리해 냈다고 할 수 있다.

　1837년(헌종 3년, 정유년) 함흥에서 이반오의 서자로 태어났다. 어

---

17) 열격과 반위는 약간 다른 개념이지만 통상적으로 같이 사용되며, 흔히 식도암, 식도경련, 위암, 위경련 등과 같이 음식물의 연하장애, 운송장애로 다시 토하게 되는 질환이다.

머니는 주모의 딸이라고 하는 설이 있으나 자세히 기록되어 있지 않다. 어려서부터 할아버지의 사랑을 받고 자랐으며, 천성이 쾌활하고, 용감했으며, 백부(伯父) 직장공에게 통사(通史)를 배웠다. 어려서부터 말타기 활쏘기를 좋아했다. 13세 때 향시에서 장원했고, 집을 떠났다. 전국 각지를 돌아다녔고, 18세 때에 소련을 여행

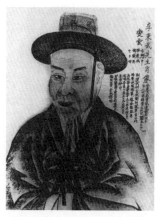

그림21. 이제마

했으며, 20세경에 만주 등지로 방랑생활을 하다 의주의 부자집 홍씨의 집에서 여러 책들을 두루 보았다. 23세 때 장남 용해가 출생하고, 30세 전후에 함흥에서 정평으로 가던 중 한석지(韓錫地)가 저술한 명선록(明善錄)을 보고 감탄하였다. 36세 때 차남 용수가 출생했다. 39세 때 의학적 경험례가 나오는 것으로 보아 의료활동을 하였음을 알 수 있다. 40세 때 무위별선군관(武威別選軍官)을 거쳐 무위장(武威將)이 되었다.『격치고』등 자신의 책을 쓰기 시작했고, 50세 때 진해현감이 되었다. 58세 때 남산부근에서 사상의학의 근간이 되는『동의수세보원(東醫壽世保元)』을 저술했고, 59세 때 어머니 병환으로 함흥으로 하향했다. 60세 때 함흥지방의 난을 일으킨 최문환의 소요를 평정하고, 정삼품(正三品) 통정대부(通政大夫) 선유위원(宣諭委員)이 되었다. 61세 때 고원군수(高原郡守)가 되었고, 62세 때 모든 관직에서 사퇴하였다. 이후 함흥 만세교 부근에서 보원국(保元局)이라

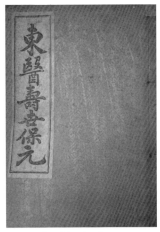

그림22.『동의수세보원』

는 한의원을 설치하고 환자를 보다 1900년 64세로 일생을 마감할 때까지 동의수세보원을 수정하였다.[18]

그의 저서로는 『격치고(格致藁)』, 『동의수세보원사상초본권(東醫壽世保元四象草本卷)』, 『동의수세보원(東醫壽世保元)』, 『제중신편(濟衆新編)』과 『유고초(遺藁抄)』,[19] 『광제설(廣濟說)』[20]이 있으며, 동무의 후손들이 정리한 『동무유고(東武遺稿)』[21]가 있다.『격치고』는 유학의 내용을 정리한 것으로 「유략(儒略)」, 「반성잠(反誠箴)」, 「독행편(獨行篇)」의 3편으로 구성되어 있다.

2. 동의수세보원(東醫壽世保元)

동의수세보원은 동무 이제마의 저작으로 철학적인 연구를 통해서 정리된 내용을 의학적으로 발전시킨 내용이다. 1894년 갑오년에 1차 완성을 하였고, 1900년 돌아가실 때까지 수정작업을 하였는

---

18) 송일병 외 16인,『사상의학』(집문당, 2004), pp.33-34에서 요약
19)『제중신편』과『유고초』는『격치고』의 뒤편에 추가되어 있음.
20)『동의수세보원』에 추가되어 있음.
21)『동무유고』에는 2종류가 있는데, 우리나라에서 발견된 것과 북한 보건성에서 발간된 것이 있음.

데, 「성명론(性命論)」처음부터 「태
음인론(太陰人論)」까지 하였다. 따라
서 태양인론은 수정작업을 거치지
못했다. 1901년(신축년)에 개정판이
그의 제자들에 의해서 출간되었다.

동의수세보원의 구성을 보면, 크
게 이론편과 임상편으로 나눌 수
있다. 이론편에는 성명론, 사단론,
확충론, 장부론, 의원론, 광제설, 사
상인변증론이며, 임상편에는 소음
인, 소양인, 태음인, 태양인의 병증
에 대한 치료방법, 치험례 등이 적혀 있다.

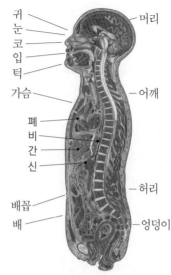

그림23. 인체의 사상구조

1) 이론편

① **성명론**(性命論)에는 사람을 단순하게 천지(天地) 사이에 존재하
는 피동적 존재가 아닌 다른 사람을 비롯한 외계환경을 주체적, 능
동적으로 지각하고 분석하고 행동하는 존재로 인식하였다. 사람에
게는 외계를 관찰하는 눈,코, 귀, 입을 가지고 있으며, 사무(事務), 교
우(交遇), 당여(黨與), 거처(居處)와 같은 사람과의 관계에서 벌어지는
인사(人事)를 처리하는 폐(肺), 비(脾), 간(肝), 신(腎)이 있다고 보았다.
또한 지행(知行)의 관점에서 사물을 인식하는 것을 인체의 전면부,
즉 턱, 가슴, 배꼽, 배가 담당한다고 보았고, 행동은 인체의 뒷부분

즉 머리, 어깨, 허리, 엉덩이가 담당한다고 보았다.

눈코귀입을 통한 외계의 관찰은 멋지고 훌륭한 것을 좋아하는 마음은 누구나 동일하고, 사무, 교우, 당여, 거처를 행하는 폐비간신은 나쁜 것은 싫어하는 마음으로 누구나 같다고 보았다. 그러나 지행(知行)의 문제에서는 바른 마음, 바른 행동을 유지하려는 노력이 없으면 되지 않는다고 보았다. 즉 후천적으로 지속적인 노력이 필요하다고 보았다.

결국 성명론에서 말하는 성명(性命)이란 성(性)은 지(知), 명(命)은 행(行)을 말하여서 이 2가지가 잘 행해져야 인성(仁聖), 도덕(道德)이 만들어진다고 보았다. 그러기 위해서 자신을 반성하는 노력이 필요하다고 하였다.

표9. 성명론의 도표

외계를 관찰	귀	눈	코	입
인사를 담당	폐장	비장	간장	신장
사물을 인식(마음)	턱	가슴	배꼽	배
몸으로 행동	머리	어깨	허리	엉덩이

② **사단론**(四端論)에서 맹자(孟子)의 사단(四端), 즉 인의예지(仁義禮智)는 성(性)이라서 쉽게 접근하지 못하므로, 실마리를 통해서 인의예지에 들어갈수 있다. 실마리를 측은지심(惻隱之心), 수오지심(羞惡之心), 사양지심(辭讓之心), 시비지심(是非之心)으로 보았으며, 이를 통해서 인, 의, 예, 지로 들어갈 수 있다고 보았다.

사람 중에서는 마음의 문제에서 이러한 심욕(心慾)을 잘 다스리고 못 다스리는 사람이 있다. 그래서 탐인[貪人, 인(仁)을 버리고 탐욕스러움], 박인[薄人,지(智)를 버리고 자신을 치장하길 잘 함], 비인[鄙人, 예(禮)를 버리고 방종함], 나인[懦人, 의(義)를 버리고 안일함]의 네 가지 유형이 있다고 보았다. 사단론에서는 사람은 태어나면서부터 장부대소(臟腑大小)에 따라 사상체질이 확립된다고 보았다. 폐대간소(肺大肝小)한 사람을 태양인(太陽人), 비대신소(脾大腎小)한 사람을 소양인(少陽人), 간대폐소(肝大肺小)한 사람을 태음인(太陰人), 신대비소(腎大脾小)한 사람을 소음인(少陰人)이라고 하였다.

장부대소를 통한 사상체질은 성인(聖人)이나 보통 사람들이나 차

표10. 사단(四端) - 네 개의 실마리

성(性)	사단(四端) 네 개의 실마리	심욕(心慾)	사부(四夫) 네 종류의 사람
인(仁)	측은지심(惻隱之心)	인을 버리고 탐욕	탐인(貪人)
의(義)	수오지심(羞惡之心)	의를 버리고 안일	나인(懦人)
예(禮)	사양지심(辭讓之心)	예를 버리고 방종	비인(鄙人)
지(智)	시비지심(是非之心)	지를 버리고 치장	박인(薄人)

표11. 사상체질의 장부대소

장부대소(臟腑大小)	사상체질
폐대간소(肺大肝小)	태양인(太陽人)
비대신소(脾大腎小)	소양인(少陽人)
간대폐소(肝大肺小)	태음인(太陰人)
신대비소(腎大脾小)	소음인(少陰人)

이가 없다. 공자(孔子), 이제마선생이 태양인이라고 일컬어지는데, 공자나 이제마선생이나 장부대소가 폐대간소의 형태를 가지고 있기에 태양인 특성을 가지게 된다. 따라서 장부대소적 측면에서 공자와 이제마선생의 몸의 구조는 같다라고 인식할 수 있다. 사람의 몸뚱어리 속에 있는 장부(臟腑)의 크기로 결정되는 체질에서는 네 가지로 나눠질 뿐이라는 것이다. 그러나 심욕(心慾)을 다스리는 면에서는 보통 사람은 심욕이 많지만, 성인들은 학문을 하고, 보통 사람들이 잘 사는지 근심걱정을 하느라 일신의 사욕(私慾)을 챙길 겨를이 없어서 심욕이 없다고 한다.

　감정에 대해서 동양이나 서양에서는 여러 가지로 분류를 해 왔다. 아마도 전 세계적으로 비슷한 감정표현을 얼굴을 통해서 나타내고 있는데, 감정에 관한 것은 매우 비슷한 면이 있다. Robert Plutchik은 8개의 감정을 나타내었는데, 기쁨, 신뢰감, 공포감, 놀람, 슬픔, 싫어

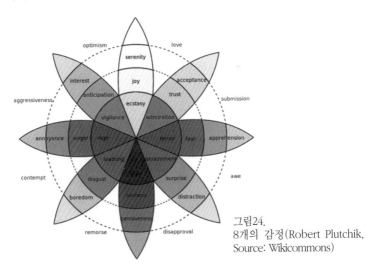

그림24.
8개의 감정(Robert Plutchik,
Source: Wikicommons)

함, 화남, 기대감이라고 하였다.(그림24)

전통적으로 동양에서는 7가지의 감정을 7정(情)이라고 하였다. 기쁨, 화냄, 슬픔, 즐거움, 사랑, 싫어함, 욕심 혹은 기쁨, 화냄, 근심, 생각, 슬픔, 무서움, 놀람을 7정이라 하였다. 정은 성(性)과는 다른 것으로, 성(性)이 원칙적이고 상위개념이라면 정(情)은 성(性)을 통해서 인체에서 나타나는 현상적인 것으로 보는 것이 보편적 동양철학이다.

이제마는 정(情)에 힘이 있다고 생각했다. 정의 작용에 의해서 기운의 이동이 생긴다고 보았다. 그리고 애(哀)·노(怒)·희(喜)·락(樂), 즉 슬픔·화냄·기쁨·즐거움의 네 가지 감정을 인간의 대표적 감정으로 보고, 슬픔, 화냄은 밖이나 위로 기운을 내보낼 수 있는 양(陽)적인 기운으로 보았고, 기쁨과 즐거움은 기운을 안이나 아래로 보낼 수 있는 음(陰)적인 기운으로 보았다.

그리고 애노희락의 감정이 순하게 작용할 때와 격하게 혹은 인체에 병적으로 작용할 때의 2가지로 나눠서 설명했다. 슬픔과 화냄은 순하게 작용하면 기운을 가볍게 위로 올려서 생리적으로 작용하게 만들고, 격하게 작용하면 갑자기 위로 올라가므로 아래쪽 장기인 간(肝)과 신(腎)이 충격을 받게 된다고 보았다. 기쁨과 즐거움도 순하게 작용하면 아래로 매끄럽게 내려가는데, 격하게 작용해서 갑자기 아래로 몰리게 되면 위에 있는 폐(肺)와 비(脾)가 손상을 받게 된다고 보았다. 슬픔과 화냄은 똑같이 기운을 위로 올리지만 슬픔은 위로 곧장 올리고, 화냄은 비스듬히 위로 올리고, 기쁨과 즐거움은 아래로 기운을 내려 보내는 것은 같지만 기쁨은 비스듬히 내려 보내

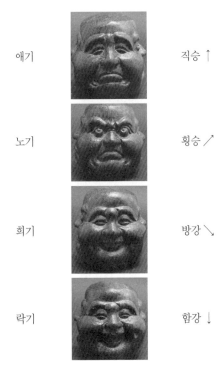

애기	직승 ↑
노기	횡승 ↗
희기	방강 ↘
락기	함강 ↓

그림25. 슬픔, 화냄, 기쁨, 즐거움의 작용

표13. 네 가지 감정의 작용

네 가지 감정	작용방향	편안하게 작용할 때	격하게 갑자기 작용할 때	조심할 체질
슬픔 (哀)	위로 곧게 올라감	가볍게 위로 올라감	위로 휙 쏠림 (간과 신이 손상받음)	태양인 소양인
성냄 (怒)	비스듬히 올라감			
기쁨 (喜)	비스듬히 내려옴	매끄럽게 아래로 내려옴	아래로 휙 쏠림 (비와 폐가 손상받음)	태음인 소음인
즐거움 (樂)	아래로 곧게 내려옴			

고 즐거움은 곧장 아래로 내려 보낸다고 하였다.

그리하여 각 체질의 사람들은 각 감정을 조심해야 하는데, 태양인과 소양인은 양적인 감정인 지나친 슬픔과 화냄을 경계해야 하고, 태음인과 소음인은 음적인 감정인 지나친 기쁨과 즐거움을 경계해야 하는 것이다.

③ **확충론**(擴充論)에서는 사단론에서 못다 한 이론전개를 하는 부분이다. 여기에서는 태양인이 교우(交遇)를 잘 처리하고, 소양인이 사무(事務)를 잘 처리하고, 태음인이 거처(居處)를 잘 하고, 소음인이 당여(黨與)를 잘 한다고 하였다. 또 각 체질의 사람들이 기본 소양(素養)이 어떤지를 말해주는데, 태양인은 항상 전진하려고 하는 성품과 남자다움을 드러내려고 한다고 하였고, 소양인은 항상 일을 만들려고 하고 밖으로 드러내는 것, 치장하는 것을 좋아한다고 하였으며, 태음인은 항상 움직이지 않고 가만히 있으려고 하며, 안으로 지키는

표14. 사상체질의 장단점과 성품

	잘 처리하는 인사	잘 처리하지 못하는 인사	성품
태양인	교우	당여	남성다움, 항상 전진하려고 하고 후퇴하지 않으려 함
소양인	사무	거처	항상 일을 벌이려고 하고, 밖으로 치장을 좋아함
태음인	거처	사무	항상 움직이려고 하지 않고 가만히 있으려고 하며, 안으로 지키려고 함
소음인	당여	교우	여성적, 항상 물러나려고 하며 전진하려고 하지 않음

것, 약간 보수적인 경향이 있다고 하였다. 소음인은 항상 물러나려고 하고, 여성다운 성향을 가지고 있다고 하였다. 그러나 각 체질의 성품이 그러하지만 그렇다고 자신의 성품만을 고집하고 나가는 것보다 자기의 단점을 알고 보충해서 중용(中庸)을 지키는 것이 가장 좋다는 입장을 보인다.

④ **장부론**(臟腑論)에서는 인체를 서 있는 자세에서 4부위로 나누었고, 폐비간신의 기능에 대해서 설명을 하였다. 폐는 기운과 체액을 위로 내 보내는 역할, 비는 물과 음식물을 받아들이는 역할, 간은 기운과 체액을 흡수하는 역할, 신은 물과 음식물을 아래로 내 보내는 역할을 한다고 하였다. 또 폐, 비, 간, 신의 무리[당(黨)]를 지어서 설명했다. 예를 들면 폐무리[폐당(肺黨)]는 폐와 연관된 속성을 가진 것들로서, 위완(식도와 유사), 혀, 귀, 두뇌, 피모(털,머리카락, 피부)가 속한

표15. 4장의 역할과 사당에 속하는 부속기

4장	역할
폐	기운과 체액을 위로 내 보내는 역할
비	물과 음식을 받아들이는 역할
간	기운과 체액을 흡수하는 역할
신	물과 음식찌꺼기를 아래로 내 보내는 역할
사당	사당에 속하는 부속기
폐당(肺黨)	위완(식도), 혀, 귀, 두뇌, 피모(털, 머리카락, 피부)
비당(脾黨)	위, 양쪽 유방, 눈, 등, 근(筋)
간당(肝黨)	소장, 배꼽, 코, 허리뼈, 살(肉)
신당(腎黨)	대장, 비뇨생식기(前陰), 입, 방광, 뼈

다. 눈·코·귀·입의 작용과 배우고, 묻고, 생각하고, 분별하는 일을 잘 하게 되면 건강하게 된다는 이론도 적혀 있다. 끝으로 이러한 신체의 작용은 심(心)이 배후에서 도와주고 있음을 알려주고 있다.

⑤ **의원론**(醫源論)은 동무 이제마선생이 바라보는 의학의 역사에 대한 고찰이다. 의약경험이 오래전부터 있어 왔는데, 그중 『상한론』을 저술한 장중경, 『동의보감』을 저술한 허준, 활인서를 저술한 주굉이 뛰어난 인물이었고, 『의학입문』을 저술한 이천과 만병회춘을 저술한 공신은 그 뒤라고 평가했다.

그리고 상한론의 육경병증에 나오는 태양병, 소양병, 태음병, 소음병과 태양인, 소양인, 태음인, 소음인의 명칭에서 혼동이 되지 말기를 당부하기도 하였다. 병의 원인에 대해서 옛사람들은 대체로 외부의 환경, 기온 등이 문제가 되어 병이 되는 것과 음식소화에 문제가 되는 병은 잘 알았지만 감정의 편착(偏着)에 의한 병에 대해서는 잘 몰랐다는 견해를 보이면서 사상의학에서는 감정에 의해서 유발된 질병에 대해서 비중있게 다루고 있다는 점을 말하고 있다.

상한론과의 관계에 대해서 태음병, 소음병, 궐음병은 소음인에게 잘 생기고, 소양병은 소양인에게 잘 생기며, 태양병, 양명병은 소음인, 소양인, 태음인에게 모두 생기는데 그 중 소음인에게 가장 많이 생길 수 있다고 하였다.

⑥ **광제설**(廣濟說)은 여러 사람을 널리 구제한다는 목표 아래 인

간이 어떻게 살아가야 건강을 누리고 장수할 수 있는지를 알려주는 글이다. 본래는 별도의 책이었으나 분량이 적기도 하여서 그런지 동의수세보원의 뒷부분에 같이 실려 있다. 광제설에는 인생을 봄, 여름, 가을, 겨울 네 계절에 비교하면서 각각의 전환기에 잘 관리하도록 당부를 하고 있다. 1세에서 16세를 유년(幼年), 17세에서 32세를 소년(少年), 33세에서 48세를 장년(壯年), 49에서 64세를 노년(老年)이라고 하였다. 각 시기에 어떠한 행동이 중요한지를 말했으며, 특히 주(酒)·색(色)·재(財)·권(權)을 네 개의 담장으로 비유하면서 조심할 것을 당부하였다. 마지막 문장에 '어진 사람을 질투하고 능력 있는 사람을 시기하는 것은 천하의 많은 병이요, 어진사람을 좋아하고 착한 사람을 좋아하는 것은 천하의 큰 약이다(妒賢嫉能 天下之多病也 好賢樂善 天下之大藥也)'라고 하였다. 그는 작은 질병을 치료하는 것도 중요하지만 정신적으로 옳은 사람들이 되기를 바란듯하다.

⑦ **사상인변증론**(四象人辨證論)은 이론편과 임상편의 다리 역할을 하는 것으로 사상체질진단방법을 적고 있다. 당시 그가 살던 함흥을 중심으로 했겠지만 1만명이 사는 고을에 체질분포를 보면 태음인이 5000명, 소양인 3000명, 소음인 2000명, 태양인이 3~4명 내지 10여 명이라 하였는데, 현재 시점에 딱 들어맞지는 않겠으나 참고할 가치는 있다고 본다.

체질진단방법으로 크게 네 가지를 말하고 있는데, 체형기상(體形氣像), 용모사기(容貌詞氣), 성질재간(性質材幹), 병증약리(病證藥理)이

표16. 사상체질에 따른 체형특성

사상체질	발달한 장	취약한 장	장부대소	체형특성
태양인	폐	간	폐대간소	뒤통수, 뒷목이 발달하고 허리둘레 약함
소양인	비	신	비대신소	가슴이 발달하고 엉덩이, 골반이 약함
태음인	간	폐	간대폐소	허리둘레 발달하고 뒤통수, 뒷목이 약함
소음인	신	비	신대비소	엉덩이, 골반이 발달하고 가슴이 약함

다. 체형기상은 뒷목, 뒤통수를 뇌추부위라 하고, 가슴부위, 허리둘레 부위, 엉덩이 부위의 네 부위로 나눠서 각각 폐, 비, 간, 신에 연결한다. 즉 뇌추부위는 폐, 가슴부위는 비, 허리둘레부위는 간, 엉덩이 부위는 신으로 연결하였다. 예를 들면, 태양인은 폐대간소이므로 뇌추부위가 발달하고 허리둘레가 빈약한 체형을 갖기 쉽다고 본다.

용모사기에서 용모(容貌)는 얼굴생김새요, 사기(詞氣)는 말하는 투, 속도, 억양 등이다. 얼굴생김새는 네모난 얼굴이나 원과 같이 둥근 얼굴은 태음인이 많고, 역삼각형 얼굴은 소양인이 많고, 초승달처럼 길쭉한 형태는 소음인이 많다고 본다. 사기는 말의 속도가 빠르고 억양이 세면서 거칠면 소양인이 많고, 부드럽고 웅장하고 저음이면 태음인이 많고, 조용하고 힘없고 고요하면 소음인이 많은 편이다.

성질(性質), 재간(材幹)은 어떠한 재능을 가지고 있는지를 판단하는 것이다. 태양인은 생소한 것에도 소통하는 성질이 강하고 따라서 사람을 사귀는 교우(交遇)를 잘하게 된다. 소양인은 강하고 단단한 성질이어서 사무(事務)를 잘 처리한다. 태음인은 성취(成就)하는 것을 잘해서 한번 시작하면 꾸준히 밀고 나간다. 그런 방식이므로 한

곳에 거처(居處)하기를 잘 한다. 소음인은 단아하고 침중한 성질이어서 작은 무리를 만드는 것을 잘한다. 이를 당여(黨與)라고 한다.

그리고 병증(病證), 약리(藥理)란 각 장부(臟腑) 크기에 따라서 잘 생기는 질병과 자신의 체질에 잘 맞는 약물이 있는지를 확인하는

표17. 사상체질특징 요약표

	태양인	소양인	태음인	소음인
분포비율 (이제마)	1만명당 3~10인	1만명당 3000명	1만명당 5000명	1만명당 2000명
장부대소	폐대간소	비대신소	간대폐소	신대비소
체형기상	뇌추부분의 일어나는 기세가 튼튼하고, 허리의 서 있는 기세가 약함	흉금의 둘러싸는 기세가 튼튼하고, 방광(엉덩이)의 앉는 기세가 약함	허리의 서 있는 기세가 튼튼하고, 뇌추부분의 일어나는 기세가 약함	방광(엉덩이)의 앉는 기세가 튼튼하고, 흉금의 둘러싸는 기세가 약함
체형특징	체형이 튼튼하고 옆구리부분이 좁은 편, 여자는 자궁발달이 부족한 편	상체가 발달하고 하체가 허약한 편, 가슴이 발달하고 발이 날랜 편, 빠르고 예리하며 용맹을 좋아함	체형이 일반적으로 장대한 편, 혹 왜소한 경우도 있음.	체형이 왜소한 편 혹 키가 큰 사람도 있음.
용모사기	—	—	행동거지가 예의바르고 올바르게 함	행동이 몸에 자연스럽게 하고 작은 재주가 있음
성질재간	소통을 잘하고, 교우에 능하다	단단한 편이며, 사무에 능하다	성취를 잘하고, 거처에 능하다	단아하고 조용하며, 작은 모임(당여)에 능하다
완실무병	소변을 잘 보고 많이 봄	대변이 시원하게 잘 나감	땀이 잘 나옴	음식 소화를 잘 시킴
병증	간기능이 약함	신기능이 약함	폐기능이 약함	비기능이 약함
약리	기운을 소통시키는 약물에 부작용 가능성 있음	인삼, 황기 등 따뜻한 약물에 부작용 가능성 있음	기운을 뭉치게 하는 약물에 부작용 가능성 있음	찬 성질의 한약에 부작용 가능성 있음

것이다. 가령 소음인은 신대비소하므로 신, 방광, 비뇨생식기는 강하지만 비장, 소화기기능은 약하므로 소화기질환이 잘 생길 가능성이 높은 편이다. 그리고 소음인이라면 소음인약을 사용해서 질병이 호전되는지, 평소 가지고 있던 질환들이 없어지는지를 살펴야한다.

추가적으로 태음인과 소음인이 혼동되어 애매할 때 비교하는 증상들과 체질별 특이증상을 적어 놓았다.

2) 임상편

소음인, 소양인, 태음인, 태양인의 병증에 대한 치료방법, 치험례 등이 적혀 있다.

① **소음인 병증론**은 소음인의 특성을 설명하고, 표병과 리병으로 나눠서, 표병에는 울광증과 망양증이 잘 생기고, 리병에는 태음증과 소음증이 잘 생긴다고 보았다. 예전에 감기는 피부의 겉으로 오는 병으로 보아서 표병이라 하였고, 몸 속에서 생기는 설사 같은 것은 리병이라고 불렀다. 표병은 감기몸살처럼 오는데, 땀이 나지 않고 답답한 상태를 울광증이라고 하였고, 땀이 나면서 기운이 빠지는 것을 망양증이라 하였다. 울광증보다는 망양증이 심한 상태이다. 리병은 주로 복통과 설사가 나타나는데, 갈증은 나지 않고 가슴도 별로 답답하지 않으면 태음증이라 하고, 갈증이 나고 가슴이 답답하면 소음증이다.

② **소양인 병증론**은 역시 표병과 리병으로 나눠서 보는데, 표병은 감기기운이 있을 때, 추웠다 더웠다 하고, 입이 쓰고, 목구멍이 마르고, 눈이 어질어질하고, 귀가 먹먹하고, 옆구리가 불편한 증상이 있거나 감기몸살기운이 있으면 상풍증이라 하였고, 설사를 자주 하면 망음증이라고 보았다. 리병은 주로 대변이 변비경향이 있고, 몸에 열이 많은 편이어서 얼굴에 상열감, 두통,

가슴 답답함, 소변색이 진하고, 대변이 힘든 경향을 보이면 흉격열증이라고 본다. 리병중 등이 시리고 물을 마시면 구역감이 생기고 오후마다 열이 오르면 음허오열증이라 보고 극도로 중병을 앓고 난 후에 정기가 떨어진 상태에서 온다고 본다.

③ **태음인 병증론**은 표병과 리병으로 나눠서, 감기몸살기운이 있으면 표병중 배추표병이라 하고(배추는 목덜미, 뒤통수를 말한다), 대변이 무르고, 맥이 약하고 추위를 잘타고 섬세한 사람은 표병중 위완한증이라고 한다. 리병은 대체로 열감이 있으면서 얼굴이 붉고 몸에 열감을 느끼며, 맥이 센 편이다. 대변이 변비경향이 있고 소변색이 진한 편이다. 이런 경우를 간조열증이라고 하고, 리병인데, 만성적인 질환뒤의 정기가 떨어진 상태를 음혈모갈증이라고 한다.

④ **태양인 병증론**은 크게 외감병, 내촉병으로 나눠서 외감병은 척추관절질환, 스트레스, 두통 감기 등을 말하고, 내촉병은 내과질환을 총괄하여 말한다.

3.『동의수세보원』의 특징

『동의수세보원』은 독특한 사상구조(四象構造)를 가지고 있는데, 이는 모든 사물을 네 가지의 관점으로 분류해서 보는 방식이다. 인간의 인식과 행위를 지행이라고 이분화하고 다시 이를 음양속성으로 나눠서 설명한다. 크게 보면 눈·코·귀·입을 통해 외계를 관찰하고, 폐·비·간·신은 인간의 세상사를 관장하고, 턱·가슴·배꼽·복부는 인간의 인식을 담당하고, 머리·어깨·허리·엉덩이는 행위를 담당한다고 보는 관점이다.

4.『동의수세보원』의 의의와 영향

『동의수세보원』은 기존의 중국의학의 증치의학(證治醫學)[22]

의 관점에 있던 한의학을 체질에 따라 치료하는 새로운 지평을 열었다고 생각할 수 있다. 사상의학은 중국이나 일본, 그 어디에도 없는 새로운 체질의학이며, 세계의학으로서 미국, 일본, 중국, 몽골 등 국가에서도 사상체질이 적용됨을 확인하였다.

---

22) 서양의학이 각각의 질병을 중심으로 치료하는 의학임에 비해, 증치의학은 개별 증상들 중에서 유사한 성질을 가진 증상들의 조합을 통해서 하나의 증후군과 같이 그룹을 지어서 증(證)을 만들고 그 증을 치료함으로써 개별 증상들을 동시에 치료하는 방법이다.

▣ 요약

- 동무 이제마선생은 『동의수세보원(東醫壽世保元)』이란 책을 통해서 사상체질이론을 설명하였다.

- 『동의수세보원』 중 「성명론」에서는 천기, 인사, 지행을 설명하였고, 성명은 지행임을 강조했다. 「사단론」에서는 사상체질의 장부대소를 밝히고, 애노희락(哀怒喜樂)의 성정(性情)에 대해서 설명했다. 「확충론」에서는 사상체질의 성품 및 잘하는 인사, 잘 못하는 인사에 대해서 설명했다. 「장부론」에서는 폐비간신의 네 장과 당(黨)에 대해서 설명하였고, 「의원론」에서는 의학사에 대한 이제마선생의 평가와, 육경병과 사상체질과의 관계를 설명했다. 「광제설」에서는 각 연령대에 맞는 양생법을 설명하였고, 「사상인병증론」에서는 체질진단방법에 대해서 설명하였다. 「병증론」에서는 각 체질별 병증과 처방, 치험례에 대해서 설명하였다.

- 『동의수세보원』은 사상구조(四象構造)를 통해서 천기, 인사, 인식(지(知)), 행위(행(行))를 설명하였다.

- 『동의수세보원』은 증치의학(證治醫學)의 한의학을 체질 중심의 한의학으로 바꾸었으며, 한국의 독특한 의학으로 자리매김했다.

▣ 문제

01. 이제마 선생의 저서가 아닌 것은?

　① 격치고　② 제중신편　③ 동의수세보원　④ 동의보감

02. 동의수세보원 성명론의 내용으로 알맞지 않은 것은?

　① 사람은 외계를 관찰하는 눈, 코, 귀, 입을 가지고 있다

　② 사람에게는 사람과의 관계에서 벌어지는 인사를 처리하는 폐, 비, 간, 신이 있다

　③ 행동은 인체의 전면부, 즉 턱, 가슴, 배꼽, 배가 담당한다

　④ 눈코귀입을 통한 외계의 관찰은 좋은 것을 좋아하는 식으로 누구나 동일하다

03. 성명론에서 말하는 성명이란?

　① 성은 지(知), 명은 행(行)을 말한다.

　② 성은 행(行), 명은 지(知)를 말한다.

　③ 성은 성(誠), 명은 경(敬)을 말한다.

　④ 성은 충(忠), 명은 효(孝)를 말한다.

04. 장부대소에 따른 체질 연결로 옳은 것은?

　① 폐대간소(肺大肝小) : 태음인　② 비대신소(脾大腎小) : 소양인

　③ 신대비소(腎大脾小) : 태양인　④ 간대폐소(肝大肺小) : 소음인

05. 동의수세보원의 사단론 중 정(情)에 관한 내용으로 틀린 것은?

    ① 슬픔, 화냄, 기쁨, 즐거움을 인간의 대표적 감정으로 보았다.

    ② 슬픔, 화냄은 밖이나 위로 기운을 내보낼 수 있다.

    ③ 기쁨과 즐거움은 음(陰)적인 기운이다.

    ④ 기쁨과 즐거움이 갑자기 아래로 몰리면 간신(肝腎)이 손상을 받
       게 된다.

06. 다음 중 동의수세보원 확충론의 내용으로 맞는 것은?

    ① 태양인은 항상 움직이지 않고 가만히 있으려고 한다.

    ② 소양인은 항상 일을 만들려고 하고 밖으로 드러내려 한다.

    ③ 태음인은 안으로 지키려 하고 여성다운 성향을 가지고 있다.

    ④ 소음인은 항상 물러나려 하고 치장하는 것을 좋아한다.

07. 소양인의 장부대소(臟腑大小)는?

    ① 신대비소 ② 비대신소 ③ 간대폐소

    ④ 폐대간소 ⑤ 심대신소

■ **정답** ·

  1) ④   2) ③   3) ①   4) ②   5) ④   6) ②   7) ②

4장
사상체질

1. 사상의 의미

주역은 주나라의 역서(易書)라고
도 하며, 흔히 점치는 책이라고 알고
있지만, 사실은 인간의 중용을 강조
한 책이다. 공자도 주역을 여러 번 읽은 것으로 알려지고 있으며, 주
역의 해설서를 쓰기도 했다. 주역에서는 태극, 음양, 사상, 팔괘에 대
한 설명이 나오는데, 「계사전(繫辭傳)」이라는 편에서 '역에는 태극이
있고, 태극이 양의(음양)을 낳고, 음양은 사상을 낳고, 사상은 팔괘를
낳고, 팔괘는 길흉을 정하며, 길흉은 대업을 낳는다(易有太極 是生兩儀
兩儀生四象 四象生八卦 八卦定吉凶 吉凶生大業).'라고 하여서 태극에서 음
양(양의)이 나오고, 음양에서 사상이 나오며, 사상에서 팔괘, 팔괘에
서 육십사괘까지 확장됨을 알 수 있다. 당연히 사상의학에서 말하는

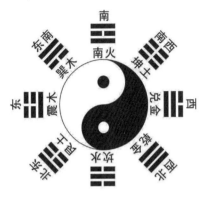

그림26. 팔괘

사상이란 용어도 주역에서 나온 말이지만, 주역에서 사상은 음양에서 팔괘로 넘어가는 중간자의 의미일 뿐 별다른 의미가 없었다. 그러나 사상의학에서 사상은 완성된 의미로 더 이상 분화를 하지 않는 존재로 본다. 우리 주변에서 '4'라는 글자는 동서남북과 같은 방위에 쓰이거나 혹은 동물 중 전설상의 네 가지 동물인 청룡, 백호, 주작, 현무를 사상이라고도 하였다.

『격치고』는 이제마선생이 『동의수세보원』을 쓰기 전에 쓴 철학책인데, 여기에서 '태극은 한마디로 심(心)이고, 양의[음양(陰陽)]는 심신(心身)이며, 사상(四象)은 사(事), 심(心), 신(身), 물(物)이다'라고 하였다.

2. 사상의학에서의 인간관

사상의학에서 보는 인간관은 어떠할까? 종래의 인간은 천지(天地) 사이에 존재하여 천지인(天地人) 3재(才) 중의 하나를 구성하며, 하늘의 기와 땅의 기를 받아서 순종하면서 살아가는 존재로 보았다. 그러나, 이제마선생은 천지 못지않게 다른 사람의 존재도 중요하고 그들과 맺는 관계도 중요하게 생각했다. 그리하여 나와 너의 관계를 중시했고, 인간관계를 중시했다. 스스로 앎과 행동을 조절해 나가면서 다른 사람과 어울려 살아가는 자율적 존재로 보았다. 성인(聖人)과 나는 큰 차이가 있는 것이 아니라 내가 노력하면 성인이 될 수 있다는 생각이다. 다만 성인은 개인의 사욕(私慾)이 없고, 우리들은 사욕이 있어서 그 노력이 힘들 뿐이다. 또 이제마선생은 행동이 올바르게 표현되었을 때 이것이 바른 앎이라고 보았다. 이렇게 지(知)와 행(行)이 조화된 것을 바로『동의수세보원』첫장인 성명론에서 성명(性命)이라고 본 것이고 성명(性命)이 쌓여서 도덕(道德)이 되고 인성(仁聖)이 된다고 보았다.

3. 사상체질, 사상인이란 무엇인가?

사상체질이라고도 하고, 사상인(四象人)이라고도 하는데, 같은 말이다. 태양인, 소양인, 태음인, 소음인을 가리키는 것이다. 사상체질은 타고 나면서 결정되고 평생 불변이며, 체질간에 우열은 없다. 마치 혈액형에서 어떤 혈액형이 다른 혈액형보다 좋다고 말할 수 없는 것과 같다. 다만 우리가 체질개선이라고 말하는 것은 각 체질에서 취약한 상태가 되었을 때, 이를 극복하고 건강체의 체질로 만드는 것인데, 가령 소음인은 평소 신대비소하여 신, 방광, 비뇨생식기 계통이 뛰어날 수 있는 반면에, 소화기능이 약하여 항상 소화기 문제가 잘 생길 수 있다. 따라서 체질개선을 통해서 소화기능이 향상된 소음인이 되도록 하는 것이지, 소양인이나 태음인으로 바뀌는 것은 아니다.

사상체질표준안면형(한국한의학연구원)		전문가 합의에 의한 안면특성
TY type	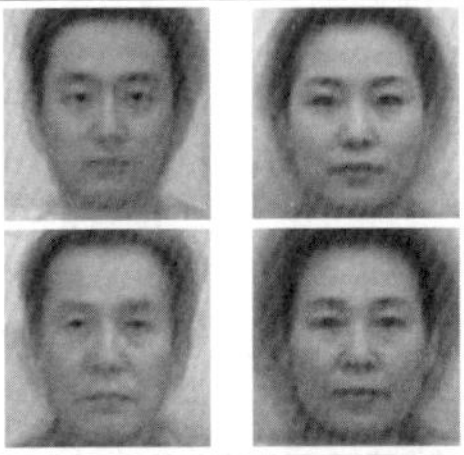	용모가 뚜렷하고 인상이 강한 편으로, 과단성(카리스마적인 면)이 두드러져 보임.
SY type	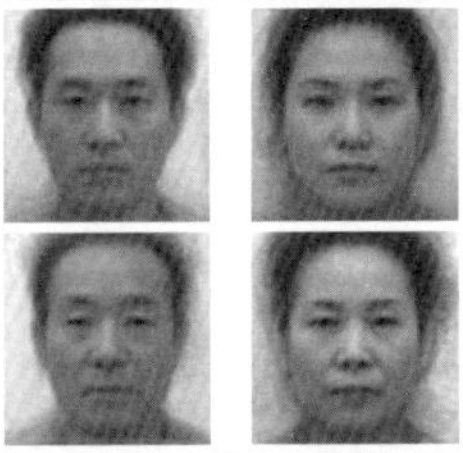	날카롭고 야무진 인상으로, 날쌔면서 용감해 보임.
TE type	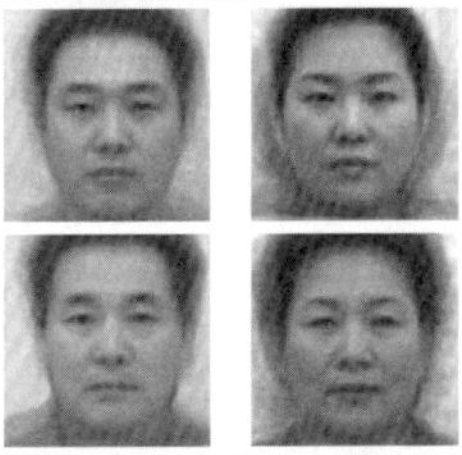	중후하고 점잖은 인상으로, 듬직해 보임.
SE type	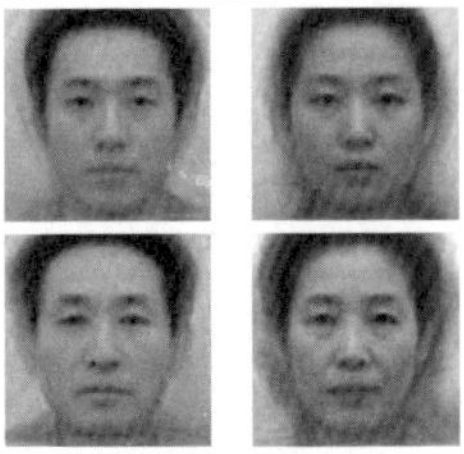	유순하고 섬세한 인상으로, 차분해 보임.

그림27. 사상체질의 표준안면형태와 전문가합의의 안면특성(김상혁 외. 사상체질병증 임상진료지침:사상체질병증 검사 및 체질진단. 사상체질의학회지. 2015:27(1);110-124.)

사상체질은 유전성이 있는데, 가령 부모체질을 많이 닮거나 할아버지 할머니의 영향을 받기도 한다. 체질의 형성에 대해서 이제마 선생은 『동의수세보원』「사단론」에서 성정(性情)이 작용해서 장부(臟腑)의 대소(大小) 즉 폐, 비, 간, 신 중에서 어떤 장(臟)이 크고, 어떤 장(臟)이 작아진다고 하였다. 장이 크고 작다는 것은 실제적 크기일 수도 있지만 기능의 허실(虛實)로 보는 것이 좋다. 태양인(太陽人)은 애성(哀性)과 노정(怒情)이 작용해서 폐대간소(肺大肝小)가 된다는 방식이다. 소양인(少陽人)은 노성(怒性)과 애정(哀情)이 작용해서 비대신소(脾大腎小)가 되고, 태음인(太陰人)은 희성(喜性)과 락정(樂情)이 작용해서 간대폐소(肝大肺小)가 되고, 소음인(少陰人)은 락성(樂性)과 희정(喜情)이 작용해서 신대비소(腎大脾小)가 된다는 것이다.

잘 살펴보면 태양인과 태음인은 폐와 간이 서로 바뀌었고, 소양인과 소음인은 비와 신이 서로 바뀐 것을 알 수 있다. 종래의 오장육부의 위치를 나타내는 장부도(臟腑圖)를 보면, 대체로 횡격막 위에다 폐와 심을 그렸고, 횡격막 아래에 비위를 그리고 그 뒤에 간을 그리고 그 밑에 신을 그려 넣었다. 여기에서 이제마선생은 심은 누구나 가지고 있고, 일신(一身)의 기능을 총괄하므로 빼고서, 폐(肺), 비(脾), 간(肝), 신(腎)을 각각 가장 위에 폐, 중간 위에 비, 중간 아래에 간, 가장 아래에 신을 위치해 놓았다. 그리고 폐는 간과 서로 상호작용하고, 비는 신과 서로 상호작용하는 짝으로 여겼다. 따라서 폐가 기능이 커지면 간의 기능이 작아진다고 보았고 그 역도 성립하는 것으로 보았다. 종래의 의학에서 오장육부를 얘기했다면 이제마선생

표18. 한의학의 오장육부와 사상의학의 사장사부

한의학의 5장6부		사상의학의 4장4부	
5장	6부	4장	4부
간	담(쓸개)	간	소장
심	소장		
비	위	비	위
폐	대장	폐	위완(식도)
신	방광	신	대장
	삼초		

표19. 4장과 4부의 역할

4장	4장의 역할	4부	4부의 역할
폐	호흡한 기운을 위로 내보냄	위완(식도)	따뜻한 기운을 만듦
비	음식물을 받아들임	위	열기를 만듦
간	호흡한 기운을 흡수함	소장	구불구불해서 서늘한 기운을 만듦
신	음식물 찌꺼기를 내보냄	대장	차가운 기운을 만듦

은 4장4부(四臟四腑)이론을 펼치는데, 폐의 부(腑)는 위완(식도), 비의 부는 위, 간의 부는 소장, 신의 부는 대장으로 보았다.

폐는 호흡한 기운을 위로 내보는 역할, 간은 호흡한 기운을 안으로 흡수하는 역할을 하므로 짝이 된다. 비는 음식물을 소화흡수해서 열기(熱氣)를 만드는 역할, 신은 음식물을 밖으로 내보내는 역할을 하니 짝이 된다. 위는 음식물을 흡수해서 생긴 대로 둥그렇게 보관하니 음식물이 부숙되어 쪄지니 열기(熱氣)가 생기고, 그 기운이 위

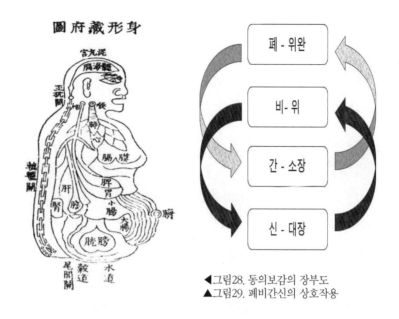

圖 府 藏 形 身

폐 - 위완

비 - 위

간 - 소장

신 - 대장

◀그림28. 동의보감의 장부도
▲그림29. 폐비간신의 상호작용

로 올라가서 위완(식도)에는 따뜻한 기운이 생기며, 소장은 구불구불하니 음식물이 내려가면서 서늘한 기운이 생기고, 서늘한 기운의 더 차갑고 무거운 기운은 대장으로 내려가서 대장에 찬 기운이 생긴다고 보았다.

따라서 비대신소한 소양인은 비위의 열기가 많고 신·대장의 찬 기운이 적으므로 당연히 열이 많게 된다. 신대비소한 소음인은 비위의 열기가 적고, 신·대장의 찬 기운이 많으므로 당연히 몸속이 차갑게 된다. 간대폐소한 태음인은 간·소장의 중심으로 모아들이는 기운이 많으므로 통통하게 살이 잘 찌고, 폐대간소한 태양인은 폐·위완의 기운이 강하므로 밖으로 내뿜는 기운이 강해서 여간해서는 살이 잘 찌지 않는 특징을 갖게 된다.

4. 사상체질의 성격특징

태양인은 그 숫자가 적은 편이며, 강직하고 패기가 있는 반면 독선적으로 흐를 가능성이 높다. 창조적이나 의욕이 너무 앞서서 주위 사람들과 동화가 안될 수도 있다. 두뇌가 뛰어난 반면 감성적이며, 변덕이 심하다.

소양인은 명랑하고 쾌활하며 솔직한 편이다. 행동이 재빠르고 명쾌한 반면 경솔하여 실수를 잘 하기도 한다. 행동과 성격이 안정된 거동을 갖지 못한다. 희생정신, 봉사정신이 많은 편이다. 남의 일에 참견이나 끼어들기를 잘 할 수 있다.

태음인은 행동이 의젓하고 점잖으며, 듬직하고 체력이 좋으며, 꾸준하고 활동적인 편이나, 본래의 성질은 느리고 게으른 편이다. 너그러운 마음씨를 가지고 있으나 말이 적어서 음흉하다는 소리를 듣기도 한다. 평소에 겁이 많은 편이다.

소음인은 섬세하고 치밀하며 잔재주가 있는 반면 우유부단하여 결정을 내릴 때 힘들어 하거나 다른 사람의 의견을 많이 묻고 의존하기도 한다. 행동은 온순하고 내성적이며 깔끔한 편이다. 집에 들어 앉아 있기를 좋아하며 매사에 소극적인 편이다.

▣ 요약

- 주역에서 사상(四象)은 음양에서 팔괘로 넘어가는 단순한 중간자의 역할이나, 사상의학에서는 완성된 의미로 본다.
- 사상의학에서 인간은 하늘과 땅의 기운에 순종하여 사는 인간이 아닌, 자율적 존재로 외계(사물과 사람)에 반응하면서 어울려 사는 존재로 인식했다.
- 태양인(太陽人)은 애성(哀性)·노정(怒情)의 작용으로 폐대간소(肺大肝小), 소양인(少陽人)은 노성(怒性)·애정(哀情)의 작용으로 비대신소(脾大腎小), 태음인(太陰人)은 희성(喜性)·락정(樂情)의 작용으로 간대폐소(肝大肺小), 소음인(少陰人)은 락성(樂性)·희정(喜情)의 작용으로 신대비소(腎大脾小)의 장부대소를 갖는다.
- 사상의학의 4장4부에서는 폐-위완, 비-위, 간-소장, 신-대장이 서로 짝을 이루고 있다.
- 폐(위완)은 간(소장)과 상호작용을 하고, 비(위)는 신(대장)과 상호작용을 한다.
- 태양인은 숫자가 적고, 강직하고 패기 있고, 다소 독선적인 면이 있으며, 창조적, 의욕이 앞서며, 감성적이며 변덕이 심할 수 있다.
- 소양인은 명랑, 쾌활하고 솔직한 편이다. 행동이 민첩하며 때로 경솔하다. 희생정신, 봉사정신이 있고 남의 일에 참견하길 좋아하는 편이다.
- 태음인은 대략 50%를 차지하고, 가장 많은 숫자를 차지한다. 듬직하고 의젓하고 체력이 좋으며 꾸준한 편이다. 본래 느리고 게으른 편이

다. 말이 적고 겁이 있는 편이다.

- 소음인은 섬세, 치밀하고, 잔재주가 있다. 내성적이고, 깔끔한 편, 집에 들어앉아 있길 좋아하고 소극적인 편이다.

▣ 문제

01. 사상의학에서 보는 인간관으로 잘못된 것은?
    ① 나와 너의 관계를 중시했고 인간관계를 중시했다
    ② 스스로 앎과 행동을 조절해 나가며 다른 사람과 어울려 살아가는 자율적 존재로 보았다
    ③ 성인과 나는 차이가 있어 노력으로도 성인이 될 수는 없다
    ④ 행동이 올바르게 표현되었을 때 이것이 바른 앎이다

02. 사상체질에 관한 잘못된 설명은?
    ① 체질은 노력으로 변화시킬 수 있다
    ② 체질 간에 우열은 없다
    ③ 유전성이 있다
    ④ 장부가 크고 작다는 것은 기능의 허실로 보는 것이 좋다

03. 각 체질과 장부대소에 관한 설명으로 알맞은 것은?
    ① 소양인 : 노성(怒性)과 애정(哀情)이 작용해서 폐대간소(肺大肝小)가 된다
    ② 태양인 : 노성(怒性)과 애정(哀情)이 작용해서 비대신소(脾大腎小)가 된다
    ③ 태음인 : 희성(喜性)과 락정(樂情)이 작용해서 신대비소(腎大脾小)가 된다
    ④ 소음인 : 락성(樂性)과 희정(喜情)이 작용해서 신대비소(腎大脾

小)가 된다

04. 이제마 선생의 4장 4부 이론에 알맞은 연결은?
　① 폐 - 위　　② 간 - 소장　　③ 비 - 대장　　④ 신 - 위완

05. 이제마 선생의 4장 4부 이론에 대한 설명으로 옳은 것은?
　① 폐 : 호흡한 기운을 위로 내보내는 역할
　② 비 : 호흡한 기운을 안으로 흡수하는 역할
　③ 간 : 음식물을 밖으로 내보내는 역할
　④ 신 : 음식물을 소화흡수해서 열기를 만드는 역할

06. 그 숫자가 적은 편이며 강직하고 패기가 있는 반면 독선적으로 흐를
　　가능성이 높은 체질은?
　① 태양인　　② 소양인　　③ 태음인　　④ 소음인

07. 창조적이나 의욕이 너무 앞서서 주위사람들과 동화가 안 될 수도 있
　　는 체질은?
　① 태양인　　② 소양인　　③ 태음인　　④ 소음인

08. 두뇌가 뛰어난 반면 감성적이며, 변덕이 심한 체질은?
　① 태양인　　② 소양인　　③ 태음인　　④ 소음인

09. 명랑하고 쾌활하며 솔직한 편인 체질은?

① 태양인　　② 소양인　　③ 태음인　　④ 소음인

10. 행동이 재빠르고 명쾌한 반면 경솔하여 실수를 잘 하기도 하는 체질은?

① 태양인　　② 소양인　　③ 태음인　　④ 소음인

11. 행동과 성격이 안정된 거동을 갖지 못하며 희생정신, 봉사정신이 많은 체질은?

① 태양인　　② 소양인　　③ 태음인　　④ 소음인

12. 남의 일에 참견이나 끼어들기를 잘 할 수 있는 체질은?

① 태양인　　② 소양인　　③ 태음인　　④ 소음인

13. 행동이 의젓하고 점잖으며, 듬직하고 체력이 좋은 체질은?

① 태양인　　② 소양인　　③ 태음인　　④ 소음인

14. 꾸준하고 활동적인 편이나 본래의 성질은 느리고 게으른 편인 체질은?

① 태양인　　② 소양인　　③ 태음인　　④ 소음인

15. 너그러운 마음씨를 가지고 있으나 말이 적어서 음흉하다는 소리를 듣는 체질은?

① 태양인　　② 소양인　　③ 태음인　　④ 소음인

16. 섬세하고 치밀하며 잔재주가 있는 체질은?

    ① 태양인   ② 소양인   ③ 태음인   ④ 소음인

17. 우유부단하여 결정을 내릴 때 힘들어 하거나 다른 사람의 의견을 많이 묻고 의존하기도 하는 체질은?

    ① 태양인   ② 소양인   ③ 태음인   ④ 소음인

18. 행동은 온순하고 내성적이며 깔끔한 편인 체질은?

    ① 태양인   ② 소양인   ③ 태음인   ④ 소음인

19. 집에 들어 앉아 있기를 좋아하며 매사에 소극적인 편인 체질은?

    ① 태양인   ② 소양인   ③ 태음인   ④ 소음인

20. 사상인의 분포 중 대체로 가장 많은 체질은?

    ① 태양인   ② 소양인   ③ 태음인   ④ 소음인

21. 사상의학에서 말하는 체질을 결정하는 4개의 장(臟)이 아닌 것은?

    ① 간(肝)   ② 심(心)   ③ 폐(肺)   ④ 비(脾)

22. 사상의학에서 사상의 의미는 음양에서 팔괘로 넘어가는 중간자의 의미이다.

    O / ×

23. 태양인의 장부를 형성하는 성과 정은?

① 희성 - 락정　　② 노성 - 애정

③ 애성 - 노정　　④ 락성 - 희정

⑤ 공성 - 락정

24. 사상체질 중 행동이 의젓하고 점잖으며 듬직하고 체력이 좋으며 꾸준하고 활동적인 편이다. 본래의 성질은 느리고 게으른 면이 있고 말이 적어 음흉하다는 말을 듣기도 한다. 평소 겁이 많은 편인 체질은?

① 태양인　② 소양인　③ 태음인　④ 소음인　⑤ 음양인

25. 냉한 체질로 추위를 잘 타며 손발이 차기 쉽고 허약 체질인 경우가 많고, 만성소화불량, 위하수, 위산과다, 상습 복통 등 소화기계 질환이 많은 체질은?

① 태양인　② 소양인　③ 태음인　④ 소음인　⑤ 음양인

■ **정답** •

1) ③　　2) ①　　3) ④　　4) ②　　5) ①　　6) ①　　7) ①　　8) ①

9) ②　10) ②　11) ②　12) ②　13) ③　14) ③　15) ③　16) ④

17) ④　18) ④　19) ④　20) ③　21) ②　22) ×　23) ③　24)

② 25) ④

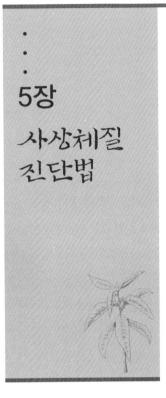

5장
사상체질
진단법

1. 사상인의 분포

이제마선생이 살았던 지역이 함흥이었다는 지역적 한계가 있겠지만, 그는 10000명의 지역주민이 있다면 태음인이 5000명, 소양인이 3000명, 소음인이 2000명, 태양인이 3,4~10여 명이 있다고 하였다. 최근의 논문에서는 대체로 태음인:소양인:소음인이 5:3:2가 지켜지기도 하지만, 절대적인 것은 아니므로 꼭 따를 필요는 없다고 본다.

2. 진단방법

이제마선생이 체질진단법으로 『동의수세보원』「사상인변증론」

표20. 사상체질을 진단하는 네 가지 기준

체형기상 體形氣像	용모사기 容貌詞氣
성질재간 性質材幹	병증약리 病證藥理

에서 제시한 4가지 방법은 체형기상, 용모사기, 성질재간, 병증약리이다.

체형(體形)기상(氣像) 중 체형은 폐대간소(肺大肝小), 비대신소(脾大腎小), 간대폐소(肝大肺小), 신대비소(腎大脾小)에 따라 어느 부위가 발달되었다거나 어느 부위가 취약한지를 살펴 체질을 진단하는 것이다. 기상은 한눈에 판단하는 인상(impression)이라고 생각된다. 태양인은 카리스마적, 소양인은 날쌘 편, 태음인은 과묵하고, 진중한 편, 소음인은 섬세하고, 침착한 편이라고 여겨진다.

용모(容貌)사기(詞氣) 중 용모(容貌)는 얼굴의 형태를 말하는데, 소양인은 역삼각형 얼굴이나, 길쭉한 얼굴, 태음인은 네모난 얼굴, 소음인은 갸름한 달걀형태의 얼굴정도라고 생각된다.

사기(詞氣)는 말하는 투나 자세로, 억양, 말솜씨 등이 포함된다. 『동의수세보원』에서 직접적으로 언급한 부분은 없다. 김구익이 지은 『사상임해지남(四象臨海指南)』[23]에서 보면, 소양인은 카랑카랑한 목소리, 태음인은 웅장한 목소리, 소음인은 가냘픈 목소리에 해당된다.

---

23) 김달래, 『동의수세보원초고』(정담출판사)의 뒷부분에 『사상임해지남』이 실려 있음.

성질(性質)재간(材幹)은 성질과 재간으로 태양인은 성질이 소통하는데 능하고, 재간은 사람 사귀는 데 능하다고 하였다. 소양인은 성질이 강하고, 재간은 사무를 처리하는 데 능하다고 하였다. 태음인은 성질이 성취하는 데 능력이 있고, 재간은 거처를 잘 한다고 하였다. 소음인은 성질이 단아하고 침착하며, 재간은 작은 모임을 잘 만든다고 하였다.

병증약리(病證藥理)는 사상인의 장국(臟局)에 따라서 강한 장기, 약한 장기가 있으므로, 잘 걸릴 수 있는 질병이 있을 것이며, 약리란 약물에 대한 반응이 양호한지를 살피는 것이다.

가령 태양인이라면 간과 관련된 소장, 허리 부분이 약할 수 있다고 여겨지며, 소양인은 신, 대장, 방광, 골, 비뇨생식기능이 약할 수 있고, 태음인은 폐,기관지, 위완(식도) 등이 약할 수 있으며, 소음인은 소화기능(비위)이 약할 수 있다.

체질이 진단되면 약물을 처방하고, 이에 대한 약을 사용하여 큰 부작용이 없이 본래 증상들이 호전된다면 이 체질이 옳다고 본다. 다만 너무 짧게 약을 사용할 경우에는 체질이 맞지 않다 하더라도 병증만 맞춰 쓰면 병증이 해결되는 경우도 있으므로 주의를 요한다.

3.최근의 객관화 노력

1) 사상체질진단설문지 : 사상체질변증설문지, 사상체질분류검사지(QSCC I, QSCC II, QSCC III, QSCC IIIplus) TS-QSCD(사상체질진단을 위한

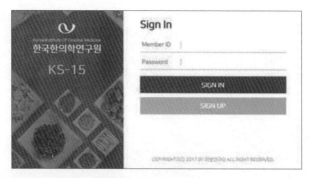

그림30. 한의학연구원 사상체질설문지(KS-15)

2단계설문지), 의사결정법을 이용한 체질진단설문지, 의사용 및 환자용 설문지 등이 계발되어 있다. 최근 한의학연구원에서는 KS-15라는 15문항으로 된 온라인 설문지를 개발하여 한의사들이 사용하도록 보급하고 있다.

2) 안면진단기 : 경희대학교 사상체질의학교실을 중심으로 안면

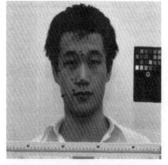
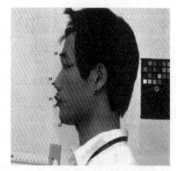

그림31. 안면측정을 통한 체질진단(장은수 외. 사상체질별 안면의 거리각도 비율특성에서 인용)

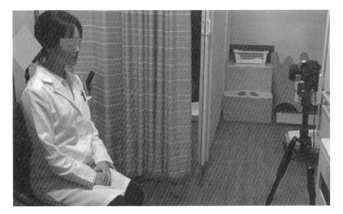

그림32. 안면촬영을 하는 모습

정면사진과 측면사진을 촬영하여 점을 찍어서 거리, 거리의 비율을
계산하여 체질과의 상관성을 밝혀 진단에 이용한다.

3) 체형측정 : 허만회원장과 그 부친을 중심으로 신체를 실측하고
자 하였다. 액와를 지나는 선(1선), 유두를 지나는 선(2선), 구미혈 혹
은 불용혈을 지나는 선(3선), 배꼽을 지나는 선(4선), 위앞장골가시를
지나는 선(5선)의 둘레 혹은 직경을 측정하여 3선을 음양기준선으로
잡고 사상인의 발달부위에 따라서 어디가 큰지를 비교하여 체질진
단에 이용한다. 다만 운동이나 갑자기 살이 찐 경우, 갑자기 살이 빠
진 경우 등에 적용하기 곤란할 수 있다.

4) 체형자동진단기 : 동의대학교 사상체질의학교실을 중심으로 3
차원체형 측정기를 이용해 체질을 진단하는 방법이다. ③체형측정

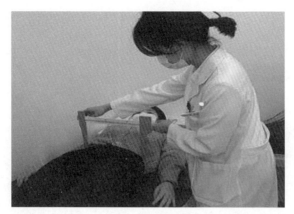

그림33. 체형측정방법

과 마찬가지로 길거나 큰 부위와 사상인의 발달부위와 비교하여 체질을 판단하는데, 제한점은 ③번과 같다.

  5) **음성분석기** : 상지대학교 사상체질의학교실 및 경희대학교 사상체질의학교실을 중심으로 목소리를 분석하여 고저, 강약 등 음성

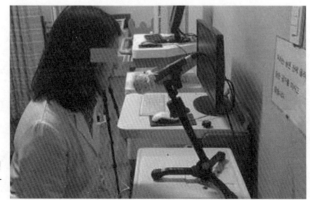

그림34. 음성
분석기에 녹음
하는 모습

특성과 사상체질과의 상관성를 이용해 체질을 판별하는 데 이용한다. 목소리가 갑자기 변하는 경우나, 중풍환자로 말을 못하는 경우에는 이용할 수 없는 경우도 있다.

6) 맥진 : 한의학적 진맥법인 촌(寸), 관(關), 척(尺) 부위에서 맥을 보아서, 전반적으로 맥이 빠르고, 힘이 있으면 대체적으로 소양인 가능성이 높으나(浮數), 간혹 소양인 음허오열(陰虛吾熱)증에 맥이 약할 수 있다(微弱). 소음인은 맥이 약하고 천천히 뛰지만(緩而弱) 간혹 표병에서 맥이 강하게 느껴질 수 있다. 태음인은 맥이 길면서 힘이 센 느낌(長而緊)이 있으며, 맥이 약할 경우에는 표증인 위완한증(胃脘寒證)의 경우도 있다.

7) 약진(藥診) : 여러 가지 체질진단방법으로 해당 체질을 가정하였을 때, 그 체질에 맞는 약을 짧게는 몇 첩, 혹은 2~3개월 정도 사용하여, 주증상이 해소되거나 본래 가지고 있던 증상들이 해소될 때 그 체질이 맞다고 생각하는 방식이다.

8) 두부안면촉진법 : 안면을 보면서 머리의 모양을 손으로 만져서 체질을 진단하는 방법으로, 태음인은 안면이 원형, 사각형이다. 두피가 두껍고 연하며 부드럽고 물렁물렁하다. 이마가 넓은 편이고 양 미간이 넓은 사람이 많다고 한다. 소음인은 안면이 원삼각형이고, 간혹 납작한 경우도 있다. 두피는 얇고 강하며 만져보면 단단하다. 후두골

융기가 뾰족하고 예리하다고 한다. 소양인은 원형 돌출형이다. 안면이 동글동글한 사람도 있고 길쭉한 사람도 있다. 앞뒤가 튀어나와 짱구형이 많다. 두피는 강하고, 후두골융기가 약간 원형이라 한다. 태양인은 안면부가 원형이면서 크고, 두피가 강하고 후두골융기는 약간원형이라 한다. 아직 객관화되어 보편적으로 사용되고 있지는 않다.

9) 태극침법 : 이병행(李炳幸) 한의사가 『침도원류중마(鍼道原流重磨)』라는 책에 기록한 내용으로, 수소음심경(手少陰心經)의 혈(穴) 중에서 태양인은 소부(少府), 소양인 소해(少海), 태음인은 영도(靈道), 소음인은 신문(神門)에 각각 보법(補法)을 써서 반응을 살펴 호전반응이 나타나면 체질이 맞다고 하는 이론이다. 현재 임상에서 활용되는 침법이며 더 연구와 근거가 필요하다고 생각한다.

10) 지문분석기 : 북한에서 개발된 지문을 이용한 체질진단기이다. 사상체질진단과 지문분석에 대한 논문을 살펴 볼 때, 연관성이 부족하다고 나와서 사상체질의학회에서는 공인을 하지 않았다.

11) O-ring Test : 일본의 오무라 요시아키 박사는 1965년 생체전기를 연구하던중 병적 체표부에 테스트를 하기 위한 가벼운 자극을 가했을 때, 손가락의 저항력이 약해지는 것을 이용해 장기(臟器) 대표점을 찾았고, 이를 국내에서는 이명복 박사가 체질진단에 이용하였다. 한의학계에서는 사상체질약물을 이용한 O-ring Test를 시도하고

있으나, 신뢰할 수준의 연구결과는 아직 없다.

12) 팔체질 맥진 : 권도원 박사가 1965년과 1974년 팔체질침에 대해 발표하였는데, 여기서 맥진을 중요시하였다. 기존 한의학의 촌관척 부위에서 척부로 조금 더 내려가서 촌관척 부위에서 진맥을 하고, 촌관척의 맥이 느껴지지 않을 정도로 강하게 누르다 약간 힘을 뺐을 때 어느 부위에서 맥이 느껴지는지를 가지고 장부 배속을 이용해 체질진단에 이용한다. 다만 금음/금양, 토음/토양, 목음/목양, 수음/수양체질로 나누는데, 사상체질과는 다른 별도의 체질이론으로 보는 것이 좋겠다.

다음의 【표21】은 저자가 만든 간이설문지로서 본인의 체질을 확인해 보는데 활용해 보기 바란다. 문제를 푸는 방법은 처음 시작은 A0 B0 C0 D0으로 시작한다. 문항을 읽어보고, 맞는 항목에 +1 혹은 +2를 해 준다. 가령 1번 문제에서 명치 위가 발달했으면(넓으면), A칸과 B칸 아래에 +1, +1이 있으므로, A, B에 각각 1점씩을 더해준다. 그러므로 A1B1C0D0이 된다. 만약 1번 문제에서 명치 아래가 발달했으면 C칸과 D칸 아래에 +1, +1이 있으므로 A0B0C1D1이 된다. 만약 1번 문제에서 명치 위가 발달해서 A1B1C0D0을 받은 사람이 2번 문제를 푸는데, 2번에서 강하고 날카롭고 날렵하다가 본인의 특성과 맞다면 A칸과 B칸 아래에 각각 +1, +1이 되어 있으므로 A2B2C0D0이 되며, 2번에서 부드럽고 수수하고 느리다가 본인

표21. 간이 체질설문지

문항		A	B	C	D
1	명치를 기준으로 명치 위가 넓다	+1	+1		
	명치를 기준으로 명치 아래가 넓다			+1	+1
2	눈빛 얼굴 모양 기세가 강하고 날카롭고 날렵하다	+1	+1		
	눈빛 얼굴 모양 기세가 부드럽고 수수하고 느리다			+1	+1
3	눈빛이 강하다	+1			
	얼굴이 역삼각형이다		+1		
	얼굴이 네모나거나 동그란 원형이다			+1	
	얼굴이 갸름하게 긴 편이다				+1
4	말투가 강하다, 거칠다, 빠르다	+1	+1		
	말투가 부드럽다. 웅장하다			+1	
	말투가 조용하고 부드럽다				+1
5	처음 만난 사람도 잘 사귄다	+1			
	일처리를 빨리 하는 편이다		+1		
	한번 시작한 일은 끝을 본다			+1	
	낯을 가리고 수줍음이 많다				+1
6	사람들을 잘 이끄는 편이다	+1	+1		
	사람들이 모이면 잘 나서는 편이다		+1		
	새로운 것을 시작할 때 시간이 걸린다			+1	
	여러 사람 앞에 나서는 것이 두렵다				+1
7	손발이 따뜻한 편이다	+2	+2	+2	
	손발이 찬 편이다				+2
8	땀이 잘 나는 편이다	+2		+2	
	땀이 잘 나지 않는 편이다				+2
9	소화가 잘 되는 편이다		+2	+2	
	소화가 잘 되지 않는 편이다				+2
10	물을 잘 마시는 편이다		+2		
	물을 잘 마시지 않는 편이다			+2	+2
11	녹차, 구기자차, 오미자차, 솔잎차가 좋다	+2	+2	+2	
	인삼차, 생강차, 대추차, 꿀차가 좋다				+2
12	수박, 참외, 냉면 등을 잘 먹는다		+2	+1	
	수박, 참외, 냉면 등을 잘 안 먹는다				+2
13	1분당 맥박수가 75회 이상이다		+1	+1	
	1분당 맥박수가 74회 이하이다				+1
14	대변을 보는데 2분 미만이 걸린다		+1		
	대변을 보는데 2분 이상이 걸린다			+1	

의 특성과 맞는다면 C칸과 D칸 아래에 각각 +1, +1이 있으므로, A1B1C1D1이 된다. 이와 같이 문제를 계속 풀고, 나중에 ABCD의 점수 중 많은 것을 확인한다.

A가 최고점수이면 태양인, B이면 소양인, C이면 태음인, D이면 소음인 가능성이 높으며, 동점일 경우에는 다른 검사 예를 들면, 음성검사나 맥진 등 한의사의 진찰을 받아 보는 것이 좋다.

▣ 요약

- 체질분포에서 1만 명 당, 태음인 5000명, 소양인 3000명, 소음인 2000명, 태양인 2~10여 명이나, 각 지역에 따라 다를 수 있다.
- 사상체질진단방법은 체형기상, 용모사기, 성질재간, 병증약리의 네 가지가 핵심적 요소이다.
- 최근에는 객관적인 체질진단방법을 위해서 설문지법, 안면진단기, 체형측정, 체형자동진단기, 음성분석기, 맥진, 약진 등을 사용하고 있다.

▣ 문제

01. 『동의수세보원』의 「사상인변증론」 중 체질진단방법의 기준으로 삼은 것이 아닌 것은?
    ① 체형기상 ② 용모사기 ③ 성질재간 ④ 혈액형

02. 『동의수세보원』의 체질진단기준 중 용모사기에 관한 내용으로 옳지 않은 것은?
    ① 태음인 : 네모나거나 원과 같이 둥근 얼굴
    ② 소양인 : 초승달처럼 길쭉한 얼굴
    ③ 소음인 : 말투가 조용하고 힘없고 고요함
    ④ 태음인 : 말투가 부드럽고 웅장하며 저음임

03. 『동의수세보원』의 체질진단기준 중 성질재간에 관한 내용으로 옳은 것은?
    ① 태양인은 강하고 단단한 성질이어서 사무를 잘 처리한다
    ② 소양인은 생소한 것에도 소통하는 성질이 강하고 사람을 잘 사귄다
    ③ 소음인은 단아하고 침중한 성질이어서 작은 무리를 만드는 것을 잘한다
    ④ 태음인은 변화를 좋아해서 창의적인 일을 잘한다

04. 사상체질을 진단하는 방법 중 체형측정법에서 3선은 어디인가?

① 배꼽을 지나는 선   ② 머리 둘레를 지나는 선

③ 유두를 지나는 선   ④ 구미혈을 지나는 선

⑤ 배꼽을 지나는 선

■ 정답 •

1) ④   2) ②   3) ③   4) ④

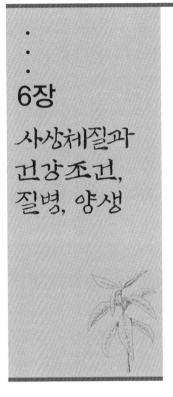

6장
사상체질과 건강조건, 질병, 양생

　사상체질별 건강조건, 질병, 양생법을 알아보기 전에 사상체질에서 사용되는 폐, 비, 간, 신의 기능을 살펴보는 것이 필요하다. 기존의 중의학이나 한의학에서 말하는 기능과 다소 차이가 있으므로 이에 대한 주의가 필요하다.

1. 폐, 비, 간, 신의 기능

　폐·비·간·신을 4장이라고 하는데, 흔히 중의학이나 기존 한의학에서는 5장(간, 심, 비, 폐, 신)을 말하는데, 사상의학에서는 심은 심욕(心慾)에 의해서 성인과 보통 사람들이 차별이 생기는 부분이고, 심은 한 몸뚱이를 관리하고, 눈코귀입, 폐비간신, 머리, 손, 발, 허리 등이 제 기능을 발휘하게 하는 총사령관의 역할로서 체질별 장부편차에 영향을 주지는 않는 것으로 보았다. 그렇다면 폐비간신은 어떤 작용을 하는가?

앞장에서 살펴본 바와 같이, 폐·간은 인체의 기체와 수분의 호흡을 담당하는 기관으로 보았는데, 그 중에서 폐는 이산화탄소와 수분 등을 밖으로 내보내는 작용을 한다고 보았고, 따라서 기운이 위로 올라가는 작용을 한다. 간은 반대로 기체와 수분을 안으로, 몸 속으로 들여보내는 작용을 하는 것으로 보았다. 비와 신은 음식을 외부로부터 받아들이고 또 처리하고 내보내는 역할을 하는데, 그 중 비는 음식물을 받아들이는 곳, 신은 내보내는 곳으로 보았다. 따라서, 폐와 간이 장부대소를 이루는 태양인과 태음인은 호흡기, 수분 체액의 문제로 병이 생기는 경우가 많을 것이라 짐작할 수 있고, 비와 신이 장부대소를 이루는 소음인과 소양인은 음식으로 인한 질병이 잘 생기리라 짐작할 수 있다.

2. 사상체질별 건강조건

건강조건은 완실무병(完實無病)이라는 개념으로 설명하고 있는 것인데, 건강해서 질병이 없는 상태를 완실무병이라고 할 때, 요즘말로 하면 건강조건으로서 이것을 충족시키면 그 사람은 건강하다고 판단할 수 있는 근거가 되는 신체상태로 볼 수 있다.

위에서 폐와 간은 호흡과 수분의 관리를 담당한다고 하였다. 따라서 폐와 간이 장부대소로 작용하는 태양인과 태음인은 이 부분의 처리가 잘 되는지 안 되는지에 따라서 건강한지 건강하지 않은지를 구분할 수 있을 것이다. 누구나 아침이면 냉수 한잔을 마시고, 누구나 인삼을 먹고, 누구나 하루 1번씩 대변을 보고, 누구나 소변을 하루에 4~6번 봐야 정상이라고 하는 것은 체질의학에서는 말이 되지 않는 것이다. 태양인은 소변이 시원하게 잘 나가면서 많이 나가는지(小便旺多)가 건강조건이 된다. 소변이 잘 나가지 않는 것은 폐와 간의 기능이 제대로 발휘되지 않는 것으로 판단할 수 있다. 태음인은 땀이 잘 나가는지를 보아서 자신의 취약한 곳인 폐소(肺小)한 부분, 폐의 기능이 원활히 발휘되는지를 판단할 수 있다. 따라서 태음인은 땀이 잘 나야지 건강하고 혈액순환이 잘 되는 것이다.

표22. 체질별 건강조건

	장부대소	건강조건(完實無病)
태양인	폐대간소	소변이 많고 잘 나옴(小便旺多)
소양인	비대신소	대변이 잘 나감(大便善通)
태음인	간대폐소	땀이 잘 남(汗液通暢)
소음인	신대비소	소화가 잘 됨(飮食善化)

소양인과 소음인은 음식물의 관리를 담당하는 비와 신의 장부대소에 따라 체질이 결정되므로 음식물과 연관이 있다. 소양인은 대변이 잘 나가는지를 보아서 건강상태를 판단할 수 있고, 소음인은 음식 소화를 보아서 소화가 잘 되면 그는 건강하다고 볼 수 있는 것이다.

3. 사상체질별 질병

사상체질별로 잘 생길 수 있는 질병을 말할 때에도, 일반적으로 장부대소를 따라서 말한다. 체질별로 태양인은 폐대간소하므로 간, 소장의 문제가 오기 쉽고, 간은 요척(腰脊: 허리)과도 연관이 있으므로 허리부분이 약할 수 있고, 상체에 비해서 하체가 약하므로 여기에 문제가 오기 쉽다. 폐대(肺大)하지만 대(大)한 장기에서도 문제가 될 수 있는데, 위완(식도)부분에서 음식을 삼키기 힘들 수 있으므로 소화불량, 연하곤란, 식도협착, 하체소력(下體少力)등의 증상이 올 수 있다.

태음인은 반대로 간대폐소하므로 폐, 위완, 기관지 등에 문제가 오기 쉽다. 간, 소장의 기운이 발달해서 음식물 소화 흡수가 잘 되고, 기운이 밖으로 배출이 잘 되지 않아 비만이 잘 생기며, 심폐기능이 약해지기도 한다. 피부나 대장의 문제가 생기기도 하고, 본래 간기능이 좋아서 술을 좋아하므로 간이 오히려 약해지는 경우도 생기게 된다.

소양인은 비대신소하여 비위의 소화기능이 좋고, 신, 방광, 대장, 생식기계통이 약할 수 있고, 하체, 허리가 약할 수 있다. 문제가 되면 하체가 병들기 쉽다. 물론 비대(脾大)로 인해서 화나 열이 위로 상승되어 얼굴이나 가슴 쪽으로 열감이 생길 수도 있고, 두통이 생길 수도 있다.

소음인들은 신대비소하여 비위의 소화기능이 약해서 위장 쪽 질환이 잘 생길 수 있고, 비위의 열생산기능이 약해서 몸이 차가와질 수 있다. 신대(腎大)하여 신, 방광, 비뇨기계통이 강할 수 있고, 출산을 잘 하는 경향이나, 몸이 차가와져서 생리통이나 불임이 되는 경우도 있다.

표23. 체질별 걸리기 쉬운 질병

	건강한 상태	걸리기 쉬운 질병
태양인	소변량이 많고 잘 나올 때	하체와 허리가 약해 오래 걷거나 장시간 앉아 있기 힘들다. 소화불량과 식도협착이 잘 나타난다.
소양인	대변소통이 순조로울 때	상체에 비해 하체가 약하여 요통으로 고생하는 경우가 많고 신장염, 방광염, 요도염, 조루증, 불임증 등이 잘 나타난다.
태음인	온몸에 땀이 고루 잘 나올 때	선천적으로 폐, 심장이 약하고 비만하여 심장병, 고혈압, 중풍 등 순환기계질환과 기관지염, 천식 등 호흡기계질환이 잘 생김. 피부질환, 대장질환(대장염, 치질, 변비)과 노이로제, 신경증 등이 많다.
소음인	음식 소화가 잘 될 때	냉한 체질로 추위를 잘 타며, 손발이 차기 쉽고 허약체질인 경우가 많고, 만성소화불량, 위하수, 위산과다, 상습복통 등 소화기계질환이 많다.

4. 사상체질별 양생법

사상체질별 장부대소를 보면, 태양인은 폐대간소라 하여, 폐, 기관지, 위완(식도)에서 기운을 밖으로 내보내는 작용은 잘 하지만 간, 소장의 흡입기능은 약하게 된다. 따라서 태양인에게는 흡입하는 기능이 보충되면 좋을 것이고, 이러한 것은 비단, 음식물, 약물에 의한 것 뿐 아니라 성정(性情)의 조절로 인해서도 할 수 있을 것이다. 이렇게 평생 잘 관리하면서 살아가야 할 자신의 건강조건을 보명지주(保命之主)라 하는데, 태양인의 보명지주는 바로 흡취지기(吸聚之氣)가

되는 것이다. 태음인은 반대로 간, 소장의 흡입하는 기운은 강한 편이데, 폐, 위완, 기관지 등에서 기운을 내 보내는 작용이 약할 수 있으므로, 이를 보강하는 것이 건강조건이 된다. 이를 호산지기(呼散之氣)라 한다. 소양인은 장부대소가 비대신소로서, 비위의 기능이 강하므로 음식물의 부숙을 잘 시켜서 화나 열이 몸속에 잘 생기고, 신, 대장의 기능이 약하여 음식물을 배출하고 한기(寒氣)를 만들어 내는 기능이 약할 수 있다. 따라서 소양인에게는 음청지기(陰淸之氣, 음적이고 서늘한 기운)가 보명지주가 된다. 소음인은 신대비소로 비위의 열 생산기능이 약하고 신, 대장의 배출기능이 강해서 한기(寒氣)가 잘 생기므로 몸이 전반적으로 찬 편이다. 따라서 몸을 따뜻하게 하는 양적인 기운인 양난지기(陽暖之氣)가 보명지주가 된다.

체질별 양생법을 살펴보면, 이러한 보명지주를 관리하면서,

태양인은 술을 많이 마실 수 있고, 독선적이 되기 쉽다. 상체가 완건하면서 발달하고 하체가 약할 수 있다. 따라서 술을 절주하면서 다른 사람들과 협조하며 때로는 여성적인 면이 요구되기도 한다. 하체질환을 예방하기 위해서 하체운동을 평소에 하는 것이 필요하다. 하체를 단련시키는 축구, 조깅, 등산과 급박한 마음을 조절하는 음악감상, 바둑, 낚시, 산책 등을 권하게 된다. 차로는 모과차, 오가피차가 좋다.

소양인은 항상 마음이 급하고 화나 열이 많은 편이다. 매일 아침 물을 한잔씩 먹는 것도 괜찮은 방법이다. 소음인이나 태음인들이 아침마다 냉수를 마시면 설사나 변비가 생길 수 있으나, 소양인에게는

괜찮은 방법이다. 너무 실수를 두려워하지 않고 닥치는 대로 말하고 행동하는 편이므로 한 박자 쉬면서 생각하고 행동하는 자세를 키우는 것도 괜찮다. 될 수 있다면 생강차, 대추차, 꿀차, 인삼차, 매운 음식은 피하는 것이 몸에 열을 조장하지 않는 현명한 방법이 된다. 될 수 있으면 삼계탕도 적게 먹는 게 도움이 된다. 평소 구기자차, 녹차, 들깨차, 결명자차를 먹으면 좋다. 마찬가지로 하체운동이나 정신을 안정시키는 차원에서 태양인과 같은 운동이나 여가생활을 하면 좋다.

태음인은 너무 느긋하고 다소 게으른 편이기도 하다. 말로 자신의 속마음 특히 개인적인 생각을 잘 표현하지 않고 행동해서 주변 사람이 당황하기도 한다. 고집이 세고, 한번 시작한 일은 끝까지 밀고 나가는 우직한 소 같은 체질이다. 평소 땀을 내도록 운동을 규칙적으로 하도록 하고, 식사를 규칙적으로 하도록 하며, 간식을 될 수 있으면 피하는 게 좋다. 주말이나 시간이 될 때 산에서 맑은 공기를 마셔서 아토피 등 피부, 호흡기 건강에 도움이 되도록 한다. 복부 둘레의 기운이 발달하고 상체가 약할 수 있으므로 심폐기능을 향상시키는 운동이 도움이 된다. 오미자차, 칡차, 율무차가 태음인의 특성에 맞는 좋은 차이다. 특히 칡차는 대변이 된 편이거나 변비가 있을 때 좋고, 율무차는 대변이 무르거나 설사를 할 때 더 좋다. 맨손체조, 팔이나 어깨를 움직이는 운동이 좋고, 가벼운 산책, 빨리 걷기 등이 좋으나, 너무 힘을 주는 역도 같은 운동은 피하거나 천천히 적응해서 하는 것이 좋다.

소음인은 생각이 많고, 이것 저것 남의 말을 잘 들어서 우유부단한 면이 많다. 따라서 실수를 두려워하지 말고 자기 주장을 펴도록 조금씩 노력하고 주변에서도 격려해주는 것이 필요하다. 가능하면 따뜻한 음식을 먹는 게 좋고, 생강차, 꿀차, 대추차, 쌍화차, 인삼차 등은 도움이 된다. 운동은 상체운동을 하는 게 좋고, 무리하게 땀이 나지 않는 범위에서 가볍게 하는 것이 중요하다. 몸이 가벼워서 등산이나 축구, 마라톤을 하는 사람이 많다. 달리기에서는 단거리를 선호하는 경향이 있다. 배드민턴, 탁구, 맨손체조, 스케이팅, 수영 등 큰 힘이 안 들어가는 운동이 좋다.

표24. 사상체질에 따른 양생법

	보명지주	생활 양생	몸에 좋은 차류
태양인	흡취지기 (吸聚之氣) 흡수하는 기운	술을 절제. 다른 사람과 협조적인 자세. 여성적인 면도 필요. 하체운동(축구, 조깅, 등산), 마음안정(음악감상, 바둑, 낚시, 산책)	모과차, 오가피차
소양인	음청지기 (陰清之氣) 음적이고 서늘한 기운	물을 많이 마신다. 느긋한 마음가짐. 하체운동, 마음 안정	구기자차, 녹차, 들깨차, 결명자차
태음인	호산지기 (呼散之氣) 내보내는 기운	너무 느긋함. 고집 센 편. 땀이 나도록 운동. 비만이 되지 않도록 주의. 맨손체조, 가벼운 산책, 빨리 걷기운동.	오미자차, 칡차, 율무차
소음인	양난지기 (陽煖之氣) 양적이고 따뜻한 기운	상체운동, 가벼운 전신운동, 땀이 줄줄 나지 않는 범위 내에서. 몸을 따뜻하게. 등산, 축구, 마라톤, 배드민턴, 탁구, 맨손체조, 스케이팅, 수영	인삼차, 생강차, 대추차, 꿀차, 쌍화차, 매콤한 음식

▣ 요약

- 사상체질을 구성하는 장부는 폐, 비, 간, 신이다.
- 사상체질의 건강조건을 완실무병(完實無病)이라고 하며, 태양인은 소변이 많고 잘 나오는 경우(소변왕다(小便旺多)), 소양인은 대변이 잘 나가는 경우(대변선통(大便善通)), 태음인은 땀이 잘 나가는 경우(한액통창(汗液通暢)), 소음인은 소화가 잘 되는 경우(음식선화(飮食善化))이다.
- 사상체질별로 잘 생기는 병으로는, 태양인에서 하체, 척추, 식도, 위장의 문제가 오기 쉬우며, 소양인에서 하체, 비뇨생식기질환, 태음인에서 심폐, 피부, 대장 등에 문제가 오기 쉬우며, 소음인에서 소화기질환이 오기 쉽다.
- 체질에 맞게 건강하게 살기 위한 요소를 보명지주(保命之主)라 하며, 태양인은 흡취지기(吸聚之氣), 소양인은 음청지기(陰淸之氣), 태음인은 호산지기(呼散之氣), 소음인은 양난지기(陽煖之氣)이다.

▣ 문제

01. 사상체질을 결정하는데 관여하지 않는 장기는?

    ① 간   ② 심   ③ 비   ④ 폐   ⑤ 신

02. 태양인의 건강조건은?

    ① 땀이 잘 나야 한다.   ② 소변이 잘 나가야 한다.

    ③ 음식 소화가 잘 되어야 한다.   ④ 대변이 잘 나가야 한다.

    ⑤ 호흡이 좋아야 한다.

▣ 정답 ·

1) ② 2) ②

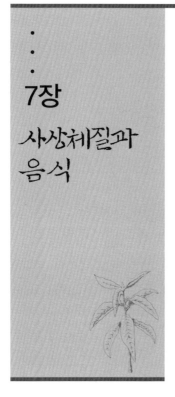

7장
사상체질과
음식

굶주린 사람에게는 인삼이나 황기, 백출 같은 약보다 숭늉이 더 좋은 약이 된다. 사람에 따라서 어떤 이에게는 약보다 음식이 더 도움이 되곤 한다. 예전에 출판된 이은성씨의 소설 『동의보감』에 보면 출산이 어려운 여자에게 저녁 이슬을 받아서 먹게 하고 출산을 잘 했다는 얘기가 있다. 『동의보감』이나 『본초강목』에는 약이 되지 않는 것이 없다. 물, 흙, 갖가지 풀, 곡식, 광물 등 대단히 많은 종류의 것들이 약으로 쓰이는 것이다. 그러면 음식과 한약의 구분은 어떻게 되는가? 원칙적으로 예전부터 써 오던 방식에서 음식과 한약의 구분은 그 경계가 모호하다. 다만 음식은 그 기미(氣味)가 치우침이 없어서 계속 먹어도 크게 문제가 없고, 약은 기미가 치우쳐서 증상이 맞으면 괜찮지만 맞지 않은 상태에서 계속 먹으면 문제가 되는 것으로 인식한다.

그렇지만 최근 약선(藥膳)이나 한약재를 이용한 죽 등은 이것이 한약인지, 식품인지 그 경계가 더욱 모호해지고 있다. 예로부터 의식동원(醫食同源)이라고 하여서 치료와 음식이 같은 기원이라는 말이 있다. 또 당나라 의학자 손사막(AD 581~682)은 『천금익방』, 『천금요방』을 썼는데, 그의 말을 빌리면 '의사는 병의 원인이 무엇인지 알고, 음식으로 치료한다. 음식치료[식료(食療)]로 낫지 않으면 약을 쓴다.'고 하였다.[24]

한약의 작용을 생각할 때는 한약의 색깔[오색(伍色)]과 한약의 냄새[오취(伍臭)], 한약의 생장환경, 생김새 등을 살피기도 하는데, 가장 중요한 것은 기미(氣味)라고 할 수 있다. 한약의 색깔로 구분하는 것은 오행에 배속된 바대로, 다섯 가지 색깔에 각각 오장을 연결하면, 청(靑) - 간, 적(赤) - 심, 황(黃) - 비, 백(白) - 폐, 흑(黑) - 신이 배속되는 것이다. 즉 청색을 띠는 한약재는 간에 작용할 가능성이 높다. 붉은 색을 띠는 것은 심에 작용할 가능성이 높고, 황색을 띠는 것은 비위에 작용할 가능성이 높으며, 흰색을 띠는 것은 폐에 작용할 가능성이 높다. 검은 색 약재는 신에 작용할 가능성이 높다라고 생각한다. 예외도 있기는 하지만 대체로 그렇게 작용한다는 것이다.

다섯 가지 향취는 누린내, 타는 냄새, 향기, 비린내, 썩는 냄새가 각각 간심비폐신에 작용한다고 보는 것인데, 일부 약재들의 작용을 설명할 때 이용하기도 한다.

---

24) 이천(李梴), 『의학입문(醫學入門)』, 「식치문(食治門)」에서 재인용.

생장환경은 가령 늪지대, 모래가 많은 곳에서 자란 식물들은 그 작용이 수분을 제거하는 작용이 있다고 생각하는 것이다. 생김새가 구멍이 숭숭 뚫린 것은 작용이 수분을 잘 뺄 것이라 생각하는 것이고, 빽빽하고 꽉 차고 무거운 것은 기운을 내려 보내는 작용이 강하다고 보는 것이다.

음식에 대한 것은 한약의 기미(氣味)이론을 곡식류나 흔히 먹는 반찬류에 적용하여서 이해하면 된다.

1.기미

우선적으로 한약에서 말하는 기미(氣味)는 무엇인가? 기는 여러 가지로 해석될 수 있는 의미를 가진 말이지만, 한약에서는 기운이라고 보고, 한약의 따뜻한 성질, 뜨거운 성질, 서늘한 성질, 찬 성질의 네 가지를 말한다. 따라서 4기(氣)라고 한다.

맛에는 다섯 가지가 있는데, 신맛, 쓴맛, 단맛, 매운맛, 짠맛이다. 이것을 오미라고 한다. 여기다가 한 가지 담담한 맛을 추가하여 여섯 가지 맛이라고 하기도 한다. 오미는 각각 오행에 배속되는데, 신맛은 목(木), 쓴맛은 화(火), 단맛은 토(土), 매운맛은 금(金), 짠맛은 수(水)이다. 따라서 간, 심, 비, 폐, 신은 각각 목화토금수에 속하므로, 각각의 장기를 보할 때 자신의 맛을 쓰는 경우도 있고, 상생과 상극의 이론에 맞추어서 약을 쓰기도 한다.

다섯 가지 맛의 작용을 보면, 신맛은 수렴하고 기운을 추스리는 작용을 한다. 우리가 기운이 없어서 축 늘어졌을 때 시큼한 맛을 먹으면 기운이 번쩍 나는 것과 같다. 쓴맛은 열이 났을 때 대부분 열을 끄는 작용을 한다. 단맛은 통증을 멎게 하고, 몸을 따뜻하게 하는데 주로 작용한다. 매운 맛은 우리가 매운 맛이 강한 고추, 고추장을 먹었을 때를 연상하면 땀이 후끈나는 느낌이다. 매운맛은 기운을 밖으로 발산하는 작용이 강하다고 보면 된다. 감기기운이나 나쁜 기운이 피부로 들어왔을 때 이를 물리치는 작용을 한다. 짠맛은 김장할 때 배추를 소금에 절여 놓으면 흐물흐물해지는 것처럼 짠맛은 연견(軟堅)작용이라고 해서 딱딱한 것을 부드럽게 하는 작용이 있다. 싱거운 맛(담담한 맛)은 보통 소변을 자주 보게 만들므로 몸에 부적절한 수분이 있을 때 이를 내보내는 역할을 한다.

표25. 한약의 특징을 알기 위한 오행표

오행(五行)	오장(五臟)	오미(五味) [육미(六味)]	오색(五色)	오취(五臭)
목(木)	간(肝)	신맛[산(酸)]	청(靑)-파란색,녹색	누린내[조(臊)]
화(火)	심(心)	쓴맛[고(苦)]	적(赤)-빨간색	타는 냄새[초(焦)]
토(土)	비(脾)	단맛[감(甘)]	황(黃)-노란색	향기[향(香)]
금(金)	폐(肺)	매운맛[신(辛)]	백(白)-흰색	비린내[성(腥)]
수(水)	신(腎)	짠맛[함(鹹)]	흑(黑)-검은색	썩는 냄새[부(腐)]
		싱거운 맛[담(淡)]		

2. 동서양 영양학자의 관점

동양 영양학자(한의사, 한약사, 약선전문가)가 한약이나 식품을 보는 관점은 오행적 관점이나 음양관점에서 출발한다. 또한 전체적인 성질을 살펴보고 거기에서 속성을 발견하게 된다. 따라서 이 음식이나 한약은 어느 질환이나 어느 체질에 좋다고 판단하게 된다. 그러나 서양 영양학자의 관점은 영양적 관점, 칼로리의 관점을 주로 가지고 있어서 이를 초과하거나 부족하면 문제라고 보는 견해이다. 그러나 영양학적으로 균형을 맞춰 주더라도 환자가 흡수할 수 있는가 하는 것이 가장 큰 문제라고 할 수 있다. 따라서 영양적 관점으로 일률적으로 환자에게 적용하기 보다는 사람에 맞춘 영양적 관점이 필요하지 않을까 한다.

예를 들면, 한쪽에 종합비타민이 있고, 한쪽에 여러 과일이 있다고 할 때, 꼭 과일이 비타민의 총합으로만 결정되고 과일들이 비타민과 서로 같다고 말할 수는 없을 것이다. 동양에서는 과일을 통째로 먹는다는 견해이고, 서양관점은 영양소로 나눠서 볼 수 있다는 입장인 것이다. 가령 쌀을 가지고 밥을 해서 먹을 때 쌀을 통째로 먹으면 쌀눈에 쌀을 분해하는 물질이 들어 있다고 하지만 쌀눈이 떨어진 쌀만 먹을때는 몸에 비타민이 부족해진다고 한다. 수많은 개별 비타민 제품들이 시장에 나오고 있지만, 개별 비타민을 과잉으로 먹었을 때 부작용을 초래하는 경우도 있음을 볼때 과일을 통해서 섭취하는 비타민이 한 알의 비타민정제보다 적을 수 있더라도 부작용 없이 전체적으로 흡수할 수 있고, 지속적으로 먹는데 아무 문제가 없을 것이다.

보리와 쌀 이야기를 할 때에도 한의학에서는 보리는 찬 성질을 가졌다고 보고, 쌀은 더운 성질을 가졌다고 본다. 왜 그럴까? 보리는 여름에 씨를 뿌리고 가을과 겨울 기운을 거쳐서 봄에 수확하므로 서늘한 성질을 가졌다고 본다. 쌀은 봄에 볍씨를 뿌리고 여름기운을 받고 가을에 추수를 하기 때문에 더운 성질을 가졌다고 본다.

　돼지와 닭을 비교할 때, 돼지는 서늘한 성질을 가진 것으로 보아서 소양인 음식, 닭은 열이 많은 것으로 보아서 소음인 음식으로 보았다. 『동의보감』에서도 닭은 풍(風)을 동(動)한다고 보아서 중풍의 재발을 우려해 중풍환자는 닭고기를 먹지 말라고 하였다. 돼지는 전진과 후퇴 중 주로 후퇴를 잘 하는 편이고, 닭은 전진을 잘 하는 편이다. 후퇴는 음, 전진은 양으로 본다. 울음 소리를 보면, 돼지는 꿀꿀꿀이라고 해서 '우'발음, 즉 음적인 소리를 내고, 닭은 꼬꼬꼬 꼬끼오라고 해서 '오'의 양적인 소리를 낸다. 체온도 돼지는 상대적으로 닭에 비해 낮은 편이다. 돼지고기는 시원하게 해서 먹어도 되지만, 닭고기는 따뜻하게 먹는 게 맛있고, 돼지고기는 먹고 나서 별로 땀이 나지 않지만 닭고기는 땀이 난다. 닭고기는 목을 비틀어 스트레스를 받아 열받치게 죽여서 먹어야 맛있고, 돼지고기는 단칼에 목을 따서 죽이고 스트레스를 받지 않도록 해야 맛있다고 한다. 돼지똥은 닭똥에 비해서 열이 덜 난다고 한다.[25] 이로써 음양 속성을 통해 어느 질환, 어느 체질에 적합한지를 구별할 수 있다.

---

25) 김종덕 외 지음, 『이제마평전』, pp.336-340, 한국방송출판

3. 사상체질과 음식

이제마선생은 『동의수세보원』, 『보건성 동무유고』의 끝부분에 식물류(食物類)라고 하여, 사상인에게 적당한 음식을 소개하고 있다. 맨 윗부분의 동그라미부터 차례대로 소음인/소양인/태음인/태양인 순으로 이로운 음식을 설명하고 있다.

• **소음인** – 대추(棗), 파(葱), 달래(蒜), 산초(椒), 고추(蕃椒), 고사리(蕨), 미나리(芹), 꿀(蜜), 엿(飴), 소금(鹽), 아주까리기름(萆麻油), 감자(藷), 기장(黍), 찰벼(粘米), 개고기(犬), 닭고기(鷄), 꿩(雉), 명태(明太), 정어리(鰮魚)

• **소양인** – 박과(瓜屬: 호박, 수박, 참외 등), 배추(菘), 참기름(眞油), 보리(麥), 기장(稷), 팥(小豆), 녹두(綠豆), 청포(靑泡), 돼지고기(猪), 계란(鷄卵), 넙치 왼쪽에 눈이 두 개 있는 것이 넙치(鮃)[26], 새우(鰕)[27], 게(蟹), 가재(石蟹), 굴(石花), 해삼(海蔘)

• **태음인** – 밤(栗), 배(梨), 능금(檎), 가지(茄), 순무(菁), 도라지(桔), 설탕(雪糖), 들기름(荏油), 벼(稻), 좁쌀(粟), 율무(薏), 큰콩(大豆), 콩나물(太菜), 두부(豆泡), 술(酒), 쇠고기(牛), 청어(鯖), 靑魚, 명란(明卵)

---

26) 오른쪽에 눈이 두 개 있는 것이 가자미. 여기서는 넙치인지 가자미인지 알 수 없음.
27) 고래일 수 있음.

• **태양인** - 감(柿), 귤(柑), 앵도(櫻), 다래(獼猴桃)[28], 배추(菘), 메밀(麵)[29], 조개무리(蛤屬)

사상은 생략했으니 나누어서 보아라.[四象(略)分看]

위에서부터 체질별로 나눠 놓았는데, 그럼 체질적으로 어떤 성질이 있길래 그룹별로 묶였고 왜 해당 체질에 맞는 것일까?

태양인 음식은 다소 서늘한 음식, 꺼끌꺼끌한 음식이 들어있다. 왜냐하면 태양인의 성질이 밖으로 퍼져 나가는 기운이 많으므로 안으로 수렴을 시키는 성질이 필요하기 때문이다.

소양인 음식은 다소 서늘한 음식, 차가운 음식이 적합한데, 소양인들이 열이나 화가 쉽게 생기기 때문에 이를 처리할 수 있는 성질이 필요하기 때문에 그런 음식이 적합한 것이다.

태음인 음식은 담담한 맛으로 소변을 잘 나가게 하고 밖으로 쭉쭉 뻗어 나가는 성질을 가진 음식물이 좋은데, 태음인의 성질이 안으로 수렴되는 편이어서 이를 밖으로 내뿜어주는 성질이 필요하기 때문이다.

---

28) 동의수세보원의 다른 판본에는 미(獼) 도(桃)로 되어 있어, 다래와 복숭아로 생각할 수 있으나, 북한 보건성 『동무유고』에는 미후도(獼猴桃)로 되어 있기에 다래로 보는 것이 적당할 듯함.
29) 여기서는 메밀로 보는 것이 좋다.

표26. 사상체질별 이로운 음식과 해로운 음식

	보명지주	이로운 음식/약재	해로운 음식
태양인	흡취지기	감(柿), 귤(柑), 앵도(櫻), 다래(獼猴桃), 배추(菘), 메밀(麵), 조개무리(蛤屬), 포도, 문어, 뱅어, 생굴 등, 오가피, 모과, 소나무줄기, 다래줄기	도라지, 무, 밀가루, 설탕, 참기름, 자극성 음식이나 지방질 많은 중탁한 음식
소양인	음청지기	박과(瓜屬: 호박, 수박, 참외 등), 배추(菘), 참기름(眞油), 보리(麥), 기장(稷), 팥(小豆), 녹두(綠豆), 청포(靑泡), 돼지고기(猪), 계란(鷄卵), 넙치(鮃)[30], 새우(鰕)[31], 게(蟹), 가재(石蟹), 굴(石花), 해삼(海蔘), 딸기, 상추, 우엉, 파인애플, 전복, 깨, 숙지황, 산수유, 저령, 택사, 구기자	자극성이 있는 조미료(마늘, 생강, 고추, 후추 등), 꿀, 닭고기, 개고기, 술
태음인	호산지기	밤(栗), 배(梨), 능금(檎), 가지(茄), 순무(菁), 도라지(桔), 설탕(雪糖), 들기름(荏油), 벼(稻), 좁쌀(粟), 율무(薏), 큰콩(大豆), 콩나물(太菜), 두부(豆泡), 술(酒), 쇠고기(牛), 청어(鯖), 명란(明卵), 더덕, 살구, 은행, 호도, 호박, 소라, 연어, 잉어, 땅콩, 잣, 맥문동, 오미자, 녹용, 산조인	곶감, 염소고기, 닭고기, 돼지고기, 커피, 계란
소음인	양난지기	대추(棗), 파(葱), 달래(蒜), 산초(椒), 고추(蕃椒), 고사리(蕨), 미나리(芹), 꿀(蜜), 엿(飴), 소금(鹽), 아주까리기름(蓖麻油), 감자(藷), 기장(黍), 찰벼(粘米), 개고기(犬), 닭고기(鷄), 꿩(雉), 명태(明太), 정어리(鰮魚), 부추, 생강, 석류, 쑥, 아욱, 후추, 꽁치, 다시마, 고등어, 홍합, 당근, 멥쌀, 옥수수, 노루고기, 염소, 인삼, 당귀, 천궁, 계피, 진피, 부자	밤, 배, 참외, 수박, 맥주, 메밀, 호도, 녹두, 배추, 보리, 돼지고기, 찬 음료수, 빙과류

---

30) 왼쪽에 눈이 두 개 있는 것이 넙치, 오른쪽에 눈이 두 개 있는 것이 가자미. 여기서는 넙치인지 가자미인지 알 수 없음.
31) 고래일 수 있음.

소음인 음식은 성질이 대체로 따뜻하거나 더운 음식이 좋은데, 이는 소음인이 쉽게 속이 차가와지기 때문이다.

여기서 더 진보적으로 각 체질의 보명지주(保命之主)를 보충하는 쪽으로 약이 작용하거나, 약의 성질이 소음인의 경우 온성(溫性), 소양인의 경우 량성(涼性)이나 한성(寒性), 태음인의 경우 담미(淡味)이거나 다소 온성(溫性), 태양인의 경우 삽(澁)한 성질을 가진 경우에 해당될 수 있으니, 위에서 설명한 음식보다도 더욱 많이 만들어 낼수 있다고 생각한다.

현대적인 관점에서 체질별 음식 특성을 말한다면,

- 태양인은 맛이 담백한 음식으로 지방질이 적은 해산물류나 채소류가 좋다.
- 소양인은 열이 많은 체질이기 때문에 성질이 서늘한 음식이나 채소류, 해물류가 좋다.
- 태음인은 대체로 동식물성 단백질인 칼로리가 많은 중후한 성질의 음식이 좋으나, 성격상 과식하는 습관이 있어 비만이 되거나 고혈압, 변비가 되기 쉬운 체질이기 때문에 자극성 있는 식품이나 지방질이 많은 음식은 피해야 한다.
- 소음인은 소화기의 기능이 약하여 항상 따뜻한 성질의 음식을 먹고 몸을 따뜻하게 하는 것이 좋으며 생냉한 음식(날 것)은 설사를 유발하기 쉽다.

보약도 체질에 따라서 달리 하는 것이 좋은데, 여름에 자주 먹는 삼계탕도 닭, 찹쌀, 대추, 황기, 인삼 등 전반적으로 따뜻한 성질의 음식이 많이 들어가서 소음인에게 적합하지만 타 체질에는 좋지 않을 수도 있다. 다만 1년에 어쩌다 한번 먹는 것은 큰 무리가 없을 것이지만, 몸 상태가 안 좋을 때는 급격한 알레르기 반응이 생기기도 한다.

4. 건강한 식사요법

건강을 유지하기 위한 식사요법으로 『장수학』에서 권하는 방법은 다음과 같다.

① 식사는 제철에 나는 음식을 주로 이용한다.
② 식사는 하루 2끼 혹은 3끼를 하고, 야식이나 간식은 하지 않는다.
③ 점심은 간단하게 먹는다.
④ 식사 시간을 일정하게 한다.
⑤ 배불리 먹지 않는다. 자기 평소 식사량의 80%를 먹도록 한다.
⑥ 공복시간을 길게 한다. 잠자는 시간을 많이 한다.
⑦ 채소와 해초를 될 수 있으면 자주 먹는다.
⑧ 배아(가열하지 않는 것)를 먹는다.
⑨ 물은 맹물을 마시고, 너무 많이 마시지 않도록 한다.

⑩ 식사 후 과일을 먹는다.

⑪ 가공식품은 될수록 적게 먹는다.

⑫ 동물성 식품은 많이 먹지 않는다.

⑬ 충분히 씹고, 식사 중간에 물을 가능한 마시지 않는다.

▣ 요약

- 한의학에서 오행의 맛은 목(木) – 신맛[산(酸)], 화(火) – 쓴맛[고(苦)], 토(土) – 단맛[감(甘)], 금(金) – 매운맛[신(辛)], 수(水) – 짠맛[함(鹹)]이다.

- 오행의 색깔은 목-파란색 혹은 녹색, 화-빨간색, 토-노란색, 금-흰색, 수-검은색이다.

- 음식을 서양에서는 영양소와 같은 영양학적 관점에서 보지만, 한의학에서는 음양, 오행, 체질 등의 한의학적 관점에서 본다.

- 각 체질별 음식의 특징은, 태양인 음식은 다소 서늘하거나 거칠한(까끌한) 음식으로 수렴을 하게 하는 작용이 있으며, 소양인 음식은 서늘하거나 찬 음식이 많아 화를 제어하도록 하고 있다. 태음인 음식은 담담한 맛으로 소변으로 잘 나가게 하고 내뿜는 성질이 많으며, 소음인 음식은 대체로 따뜻하거나 더운 음식으로 찬 성질을 풀어주는 작용을 한다. 즉 각 체질의 보명지주를 보강하는 음식이 이로운 음식이 된다.

- 질병상태에 있을 때에는 이로운 음식을 즐겨 먹고, 해로운 음식을 피하는 것이 더욱 도움이 된다.

▣ 문제

01. 오행에 해당하는 맛의 연결이 옳은 것은?

① 木 — 쓴맛　② 火 — 신맛　③ 土 — 짠맛
④ 金 — 매운맛　⑤ 水 — 단맛

02. 배추, 보리, 기장, 팥, 녹두 등이 잘 맞는 체질은?

① 태양인　② 소양인　③ 태음인
④ 소음인　⑤ 음양인

▣ 정답

1) ④　2) ②

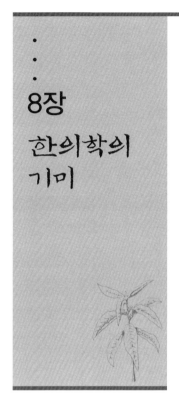

8장
한의학의
기미

한약은 흔히 본초(本草)라고 불리
는데, 한약 중에는 동물, 식물, 광물
성 한약이 존재하는데 대부분의 한
약이 식물이어서 본초라고 하여서
이를 통칭하고 있는 것이다.

1. 사기(四氣) · 오미(伍味)

한약에는 4가지 성질과 5가지 혹은 6가지 맛이 있는데 이를 사기
(四氣) · 오미(伍味)라고 한다. 또 약에 따라서 승강부침(升降浮沈)의 이
론으로 작용을 설명하기도 한다.

한약의 4가지 성질 혹은 4가지 기운이란 것은 한열온량으로서,
찬 성질, 뜨거운 성질, 따뜻한 성질, 서늘한 성질을 말한다. 이러한

네 가지 약의 성질을 이용해서 각 병증을 치료하는데 사용되거나, 혹은 각 체질에 적용할 수 있는 것이다.

찬 성질을 가진 것들로는 황금, 황련, 황백, 대황 등이 있는데, 대체로 맛이 쓰면서 성질이 차가와서 열증(熱證)질환에 사용한다.

열이 있는 한약으로는 초오, 부자, 파두 등이 있으며 이러한 것은 몸이 찬 병증이나 체질에 적용을 한다.

따뜻한 성질의 한약은 건강, 생강, 백출, 인삼 등이 있으며 이러한 것은 몸이 차거나 찬 체질에 적용을 한다.

서늘한 성질의 한약은 시호, 치자, 지골피, 목단피 등이 있으며 이러한 것은 몸에 열이 있을 때 쓰지만, 차가운 성질의 약보다 성질이 미약하다고 할수 있다.

2. 승강부침(升降浮沈)

약물의 성질이 위로 올리는 작용이 있는 것은 승, 아래로 내려보내는 작용이 있는 것은 강, 부는 위로 뜨는 것 혹은 신체의 표면으로 작용하는 것, 침은 아래로 가라앉거나 대변, 소변으로 내보내는 작용을 한다.

대체로 성질이 따뜻한 한약, 더운 한약은 위로 올리고, 위로 뜨게 하는 성질이 있고, 서늘하거나 찬 성질의 한약은 내려보내거나 아래로 대변, 소변으로 내보내는 작용이 있게 된다.

약의 맛이 매운맛, 단맛, 싱거운 맛은 위로 올리고, 표면으로 뜨게 하는 작용이 있고, 신맛, 쓴맛, 짠맛은 내려보내거나 대변, 소변으로 내보내는 작용을 하게 된다.

승은 부의 작용과 비슷하여, 승부(升浮)를 함께 묶어서 말하기도 한다. 침과 강도 작용이 비슷하여 침강(沈降)을 묶어서 말하기도 한다.

일반적으로 말한다면 식물의 꽃, 잎, 줄기껍질, 가지는 그 성질이 가벼워서 승부(升浮)의 성질이 있는데, 소엽, 국화, 선태 등이다. 종자(씨앗), 열매, 광물, 조개류 등 성질이 무거운 약물은 침강(沈降)의 성질이 있다. 예를 들면 소자, 지실, 모려, 대자석 등이다. 그러나 예외도 있는데, 선복화는 꽃이지만 내려보내는 작용이 있어서 침강시키고 승부시키지 않는다. 창이자는 비록 열매이지만 구멍을 통하게 하고 발한시키는 작용이 있어서 승부시키고 침강시키지 않는다.

약물은 포제(법제라고도 하며, 한약을 가공하는 것)를 하는 방법에 따라서 약물의 승강부침의 작용에 영향을 줄 수 있다. 일반적으로 술로 포제를 하면 약의 효능이 위로 올라가는 승의 작용을 하게 되고, 생강에 볶으면 흩어지는 작용을 하게 되며, 식초에 볶으면 수렴하게 되고, 소금물에 볶으면 아래쪽으로 효과를 내려 보낼 수 있다.

3. 키경(歸經)

어떤 약물이 어떠한 경락이나 장부에 선택적으로 작용하는 것을 말한다. 한약마다 귀경이 정해져 있는데, 가령 인삼이 비경, 폐경에 작용한다고 보면, 소화기와 호흡기에 전반적으로 작용하고, 비경락,

폐경락에 작용한다고 보면 된다.

4. 약의 배합: 7정 (七情)

약물의 단독 작용 또는 상호작용을 7정이라고 한다. 한 개의 약을 사용해서 효과를 보고자 하는 경우를 단행(單行)이라고 한다. 상수(相須), 상사(相使)는 비슷한 작용으로, 두 가지 이상 약을 사용하는데, 서로 비슷한 작용을 하는 것이다. 상수는 비슷한 작용의 약이 서로 대등한 정도로 작용하는 것이고, 상사는 하나의 약물이 주작용을 하고 다른 하나가 보조 작용을 하는 정도의 차이가 있다. 상오, 상외, 상쇄, 상반은 서로 다른 작용의 약물을 2개 이상 사용하는 것인데, 상오(相惡)는 하나의 약물이 다른 약물 때문에 작용이 약해지는 경우이고, 상외(相畏)는 극한 성질, 독성이 감소되도록 작용하는

1. 단행 : 약물을 단독으로 사용하는 경우
   예) 독삼탕, 단녹용탕
2. 상수 : 효과를 증강시킴.
   예) 황련과 연교를 더하면 항균 효과를 올린다.
3. 상사 : 효과를 증강시킴. 주약과 보조약
4. 상외 : 독성을 감소시킴
5. 상쇄 : 독성을 감소시킴
6. 상오 : 약물 효과의 길항작용. 예) 인삼에 지모를 더하면 혈당을 떨어뜨린다.
7. 상반 : 독성이 증강됨. 감초, 완화를 추가하면 LD50이 줄어들어서 독성이 올라감

그림35. 칠정배오의 요약

것이며, 상쇄(相殺)는 다른 중독작용을 없애는 것이며, 상반(相反)은 독성이 세지거나 심한 부작용을 내는 것들로서 배합하면 좋지 않은 것을 말한다.

정리하면 하나의 약물만 사용하는 경우를 단행이라고 하고, 상수, 상사는 좋은 작용을 하는 일종의 시너지작용을 하는 것이고, 상오와 상반은 내 몸에 해가 되는 쪽으로 작용하는 것이고, 상외, 상쇄는 중독이나 독성을 감소시키는 내 몸에 이롭게 하는 작용이라고 보면 된다.

5. 수치, 법제

수치 또는 법제라고 하는 것은 약의 작용을 더 좋게 하기 위해, 즉 치료효과를 높이거나 품질을 좋게 하고, 독성을 없애거나 약하게 만들거나, 혹은 복용을 쉽게 하거나 변질을 막을 목적으로 한약을 가공하는 것이다. 황토 흙을 넣고 볶거나, 그냥 볶거나, 꿀로 볶거나, 창호지에 쌓아서 숯불 속에 넣었다 쓰거나, 소금물로 씻어서 쓰거나, 쌀뜨 물로 씻거나 담가 쓰거나 여러 가지의 가공방법을 말한다.

6. 사상체질별 약재의 선택

사상체질별로 약재를 선택할 때는 기존 한의학에서 이용하는 4기, 즉 한열온량을 이용해서 따뜻한 약물, 뜨거운 약물은 소음인에게 사용하거나, 서늘하거나 찬 약물은 소양인에게 사용하고, 약간 따뜻한 것은 태음인에게, 약간 서늘한 것은 태양인에게 사용하는 등 체질에 맞춰 사용할 수 있다.

형(馨) 취(臭) 액(液) 미(味)라는 관점에서도 약을 사용할 수 있는데, 형취액미는 『동무유고(東武遺稿)』(북한 보건성)에 나타나 있는 것으로 형은 향기, 취는 냄새, 액은 액체, 미는 맛이라고 볼 수 있는데, 형과 취는 양(陽)적인 기운이 있는 것으로 볼 수 있고, 액과 미는 음(陰)적인 기운이 있는 것으로 볼 수 있다. 형은 폐를 보충하는 약, 취는 비를 보충하는 약, 액는 간을 보충하는 약, 미는 신을 보충하는 약이라고 볼 때, 형(폐약)은 간대폐소한 태음인에게 적합하고, 취(비약)은 신대비소한 소음인에게 적합하고, 액(간약)은 폐대간소한 태양인에게 적합하고, 미(신약)은 비대신소한 소양인에게 적합하다고 본다.

맥문동, 오미자, 석창포 등은 폐약이고, 관계, 부자, 백출, 당귀 등은 비약이고, 교맥, 포도, 모과 등의 약은 간약이고, 황백, 목통, 산수유 등은 신약이다.[32)]

다른 방식으로는 승강통색(升降通塞)과 보명지주(保命之主)를 고려하여 약재를 선택하는 것이다. 승강통색 혹은 승강완속(升降緩束)이란 기운을 올리는 승, 기운을 내리는 강, 기운을 느슨하게 하여서 외부로 소통하게 하는 것은 통(通)[완(緩)], 기운을 단속하여 외부로 기운이 빠지지 않도록 하는 것은 색(塞)[속(束)]이라고 한다. 소음인은 기운이 빠져서 아래로 내려가므로 한마디로 치법을 말하면, 승하는

---

32) 송일병 외 17인, 『사상의학』, p.342, p.344, 집문당, 2004

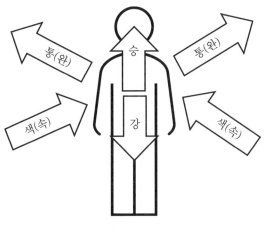

그림36. 승강통색

기운이 필요하므로 약성이 승으로 작용하는 것이 몸에 좋은 약이 된다. 소양인은 기운이 쉽게 위로 올라가므로 내려 보내는 강의 속성을 가진 약이 좋다. 태음인은 기운이 안으로 뭉치는 경향이 강하므로 외부로 소통시켜주는 통(완)의 속성을 가진 약이 좋다. 태양인은 기운이 쉽게 외부로 나가버리기 쉬우므로 안으로 모아주는 속성을 가진 약이 좋다.

보명지주는 인체의 생명을 유지하는 기둥같이 중요한 속성을 말하는데, 소음인은 따뜻한 기운인 양난지기, 소양인은 서늘하게 하는 음청지기, 태음인은 밖으로 내뿜는 호산지기, 태양인은 안으로 수렴하는 흡취지기이다. 이러한 보명지주를 도와줄 수 있는 약재를 선택하도록 하는 것이다. 그래서 이를 태양인약의 속성은 고중(固中)해야 하고 통외(通外)해서는 안 되고, 태음인약은 통외(通外)를 해야 하

고 고중(固中)해서는 안 되며, 소양인약은 청장(淸腸)해야 하고 온리
(溫裏)해서는 안 되고, 소음인약은 온리(溫裏)해야 하고 청장(淸腸)해
서는 안 된다.[33]

표27. 사상체질별 4기, 보명지주, 승강통색, 약물예시

사상체질	체질별 약재의 성질	보명지주	체질별 약재의 승강통색	이로운 약물 예시
태양인	량(凉)	흡취지기 (吸聚之氣)	색(塞) 속(束)	메밀, 포도, 오가피, 다래(혹은 줄기)
소양인	한(寒)	음청지기 (陰淸之氣)	강(降)	지황, 황백, 산수유, 구기자 등
태음인	온(溫)	호산지기 (呼散之氣)	통(通) 완(緩)	우황, 웅담, 사향, 마황, 행인, 길경 등
소음인	열(熱)	양난지기 (陽煖之氣)	승(升)	관계, 부자, 당귀, 천궁, 목향, 인삼 등

7. 사상약물의 수치(법제)

소음인 약물은 소화가 더 잘 되도록 하며, 따뜻한 기운을 보충하
기 위해서 가능하면 포(炮), 자(炙), 초(炒), 외(煨)와 같은 불을 이용한
수치를 하게 된다. 예를 들면, 부자(附子)는 포(炮)를 하고 감초는 자
(炙)를 하고, 건강은 날로 쓰거나 포(炮)를 하고, 황기는 날로 쓰거나
자(炙)를 해서 쓴다.[34]

---

33) 송일병 외 17인, 『사상의학』, p.346, 집문당, 2004
34) 송일병 외 17인, 『사상의학』, p.681, 집문당, 2004

소양인 약물은 음청지기(陰淸之氣)인 보명지주를 잘 유지하기 위해서 불을 이용한 수치는 하지 않고 그냥 쓴다.

태음인 약물은 일반적인 한약 수치에 준해서 사용한다. 예를 들면 맥문동이나 원지는 심을 제거하고 사용하는 정도이다.

태양인 약물은 『동의수세보원』에 기록되어 있지는 않지만, 소양인 약물과 마찬가지로 불을 이용한 수치는 하지 않고 사용한다.

▣ 요약

- 한약의 네 가지 성질을 사기(四氣)라 하며, 한열온량(寒熱溫凉) 즉 찬 성질, 뜨거운 성질, 따뜻한 성질, 서늘한 성질이다.
- 승강부침(升降浮沈)은 약물의 작용으로서, 승과 부는 올리는 작용, 강 과 침은 내리는 작용이다.
- 귀경(歸經)이란 어떤 약물이 선택적으로 경락이나 장부에 작용하는 것을 말한다.
- 약물의 단독이나 상호작용을 칠정(七情)이라 한다. 칠정에는 단행, 상 수, 상사, 상오, 상외, 상쇄, 상반이 있다.
- 수치(修治) 또는 법제(法製)란 약물의 작용을 더 좋게 하기 위해서 하 는 가공을 말한다.
- 사상체질별 약재의 선택을 위해서는 형취액미(馨臭液味), 승강통색 (升降通塞), 보명지주(保命之主)를 고려해야 한다.

01. 어떤 약물이 어떤 경락이나 장부에 선택적으로 작용하는 것을 무엇이라 하는가?
    ① 경혈   ② 경락   ③ 귀경   ④ 락혈   ⑤ 경맥

02. 체질별 보명지주의 연결이 옳은 것은?
    ① 태양인 - 호산지기   ② 태음인 - 흡취지기
    ③ 소양인 - 음청지기   ④ 소음인 - 출방지기
    ⑤ 음양인 - 화통지기

03. 약의 승강통색(升降通塞)중 소양인 약재에 적합한 것은?
    ① 升승   ② 降강   ③ 通통   ④ 塞색   ⑤ 緩완

▣ 정답 •
    1) ③   2) ③   3) ②

1. 군신좌사(君臣佐使)

한약처방을 이루는 방법은 여러 가지가 있다.

한약을 한 가지만 써서 질병을 치료하는 경우도 있지만,[35] 대개는 2개 이상의 한약재를 조합해서 한약을 쓰게 된다. 그럴 경우 주로 많이 넣는 약이 있고, 적게 넣는 약이 있다. 예를 들면, 배추김치를 만들 때 배추는 많게, 소금도 많게, 고춧가루 많게, 액젓 중간, 설탕 약간, 기타 조미료 약간을 넣게 된다. 이렇듯 한약을 조합해서 처방을 만들어 낼 때에도 배추김치를 만드는 것과 같다. 배추김치가 처방이고, 각각의 양념들이 한약재라고 생각

---

35) 예를 들면, 독삼탕(獨蔘湯)이라는 약은 단독으로 인삼만 달여 먹어서 기가 약할 때 응급으로 먹는다.

그림37. 군신좌사

하면 되는데, 이때 배추와 소금처럼 많이 들어가는 약을 군약(君藥)이라고 해서 임금과 같은 약이라고 하고, 주요 작용을 나타내게 된다. 그 다음으로 많이 들어가는 것이 신약(臣藥)이라고 해서 신하와 같은 작용을 하게 된다. 그 다음은 좌약(佐藥)이라고 해서 실무 담당관 정도라고 이해하면 좋다. 좌약은 부차적으로 보조하거나 독성을 적게 하고, 거부반응을 최소화하는 등의 역할을 하게 된다. 즉, 임금과 신하가 올바로 나아갈 수 있도록 주변 정리, 교통정리를 해 주는 사람이라고 이해하면 좋다. 사약(使藥)은 길잡이 노릇하는 것, 혹은 약들이 특정 질병부위로 갈 수 있도록 안내하는 약, 혹은 약들을 조화시키는 약이라고 생각하면 좋다.

이렇듯 군신좌사라는 이론을 가지고 대체적으로 한약 처방을 구성해 왔다. 군약은 주로 처방의 이름과 같은 경우가 많았는데, 계지탕에서는 계지가 많이 들어가는 군약이 되고, 마황탕에서는 마황이 많이 들어가 군약이 되는 것이다.

2. 팔강(八綱)

한의학에서 처방을 사용할 때는 일반적으로 팔강이라는 8개의 강목을 잘 살펴서 처방을 하게 되는데, 음양, 표리, 한열, 허실이다. 음양은 한의학의 가장 큰 범주인데, 모든 것을 음(陰)속성과 양(陽)속성으로 구분해서 설명하는 것이다. 음속성은 어둠, 추움, 침강(아래로 내려감), 느림, 부드러움 등의 속성을 가진다. 양속성은 밝음, 더움, 상승(위로 올라감), 빠름, 강함 등의 속성을 가진다. 이렇게 음양이라는 두 개의 속성을 가지고 질병을 크게 음증인지 양증인지 구별하게 된다.

표리(表裏)는 표는 겉, 리는 속을 말하는데, 병이 겉에 있는가 속에 있는가에 따라서 치료의 방향이 달라질 수 있다. 겉의 병은 대체로 발산(發散)이라고 해서 밖으로 몰아내는 약을 처방하게 되고, 속에 있는 것은 대체로 사하법이라고 해서 대변으로 혹은 소변으로 내려보내는 처방을 하게 된다. 가운데에 반표반리(半表半裏)라는 병은 겉과 속에 반쯤 걸치고 있는 것으로 이때에는 화해(和解)라는 방법을 쓰게 된다.

한열(寒熱)은 몸이 차가와지는 것은 한, 몸이 더워지는 것은 열이

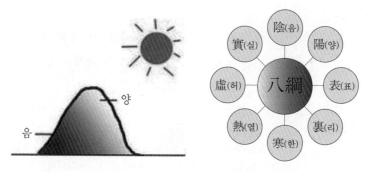

그림38. (좌) 음과 양 / 그림39. (우) 8강

라고 한다. 물론 한열에도 표리와 결합하여, 표열, 리열, 표한, 리한
의 구별이 있게 된다.

허실(虛實)은 몸의 올바르고 좋은 기운인 정기(正氣)가 약한 것을
허라고 하고, 실(實)은 몸에 해로운 기운인 사기(邪氣)가 많은 상태를
말한다. 허한 것은 보(補)를 해야 하고, 실(實)한 것은 사(瀉)시키는
법을 써야 한다.

여기에서 흔히 보약이라고 하는 말이 생긴 것이다. 신체의 기능이
허해진 상태를 보충하는 약을 말하는 것이 보약이며, 여러 가지 방
법 중의 하나인데, 이를 너무 과신하거나 이를 너무 하찮게 평가하
는 것은 옳지 못하고, 정기가 허한 상태라면 보약을 써야 하고, 사기
가 실한 상태이면 사법의 한약을 써야 하는 것이다.

이상의 내용은 동의보감을 바탕으로 하는 증치의학(證治醫學)[36]에
서 사용하는 방법의 처방구성 원칙이다.

3. 사상의학의 처방

사상의학에서는 가장 기본이 되는 것이 보명지주(保命之主)를 강
화하는 방향으로 처방을 하게 된다. 보명지주는 인체의 생명을 유지
하는 가장 중심이 되는 기둥같은 원칙을 말하는 것이다.

---

36) 증치의학은 개개의 증상(症狀)에 대한 치료가 아니라 증상들이 나타내는 속성이
같은 증(證)을 찾아내서 이를 치료하는 방법이다.

태양인은 기운이 밖으로 나가는 경우가 많으므로 이를 가운데로 모아들이는 기운이 필요하게 된다. 이를 흡취지기라고 하고 이 흡취지기를 강화시키는 약물을 사용해야 한다.

소양인은 비장의 기운이 강하고 신장의 기운이 약해서 화, 열이 많이 생기므로 이를 서늘하게 할 필요가 있으며 따라서 음청지기를 보강해줄 약물이 필요하다.

태음인은 간이 기운을 중앙으로 모아 들이는 기운이 너무 강해서 비만이 잘 되므로 이를 몰아내고 흩어내는 기운이 필요한데, 이를 호산지기라고 한다. 약 처방에는 호산지기를 강화하는 약물이 필요하게 된다.

소음인은 신장의 기운이 강하고, 비장의 기운이 약해서 몸이 냉해지기 쉬우므로 몸을 따뜻하게 하는 양난지기가 필요하고, 이를 보강하는 약물을 써야 한다.

4. 사상약물 혼용불가

사상의학에서 사용하는 약물은 각 체질에 좋다고 하는 것이 정해져 있고, 이를 혼용하지 않는다는 것이다. 예를 들면, 소음인 처방을 구성할 때에는 소양인, 태음인에게 유리한 약물을 가져다 사용하지 않는 것이다. 혈허(血虛)에 쓰는 사물탕(四物湯)이라는 약이 있는데, 숙지황, 당귀, 천궁, 작약의 네 가지로 구성되어 있다. 소음인에게 사물탕을 사용한다면, 숙지황은 소양인 약이어서 이를 다른 약으로 대체해서 소음인 사물탕을 구성하게 되는 것이다.

5. 상한론처방과 사상처방

이제마 선생은, 상한론을 저술한 장중경선생[37]과 송, 원, 명시대의 의사들 처방정신을 이해하고 이를 사상체질에 맞춰 가감하여 처방을 만들었다.

소음인의 처방을 만들 때에는 후한(後漢)시대 장중경선생이 밝혀놓은 상한론을 많이 참고하였다. 그 까닭은 상한론에서 말하고 있는 내용과 병증들이 대부분 소음인(少陰人)의 병증과 약물작용에 대한 것이어서 많은 것을 참고하였고, 약간의 가감만 하는 정도로 하였다. 그렇기 때문에 소음인 처방은 상한론 처방에 가깝다고 할 수 있다.

이제마선생은 체질과 육경병의 관계를 설명하였는데, 태음병, 소

---

37) 장중경(張仲景): 후한(後漢)시대의 의사로서, 당시 한가지씩 약물을 사용하던 것에서 처방을 구성하여 사용하게 된 효시라고 할 수 있다. 모든 처방을 장중경이 만든 것은 아니지만 당시 시대적으로 처방이 구성되던 시기라서 여러 처방을 모아서 상한론을 저술하게 되었다. 상한론은 원래 책제목은 상한잡병론(傷寒雜病論)(혹은 상한졸병론(傷寒卒病論))이라고 하며, 태양병, 양명병, 소양병, 태음병, 소음병, 궐음병의 6단계로 질병 특히 감기를 비롯한 외감(外感)을 치료하는 방법을 설명하고 있다. 예를 들면, 감기가 처음에 나타날 때 태양병단계에서는 초기 몸살, 관절통 등을 주로 호소하게 된다. 소양병단계로 오면 추웠다 더웠다 하는 단계, 속으로 들어가려는 단계가 된다. 양명병단계는 속으로 들어온 단계로 변비가 되고, 열이 많이 난다. 태음병은 이제 정기가 어느 정도 약해진 단계로 복통, 설사가 있게 된다. 소음병단계로 넘어가면 복통, 설사에 안절부절 못하는 가슴 답답함이 생기게 되고, 입이 마르게 된다. 궐음병단계는 음낭수축 등 정기가 극도로 쇠한 상태가 된다.

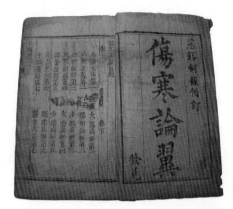

그림40. 장중경 『상한론』

표28. 육경병과 체질과의 관계

	소음인	소양인	태음인
태양병	◎	○	○
양명병	◎	○	○
소양병		●	
태음병	●		
소음병	●		
궐음병	●		

●: 전적으로 해당 체질에 많은 질병, ◎: 상대적으로 높은 경우, ○: 있을 수 있는 경우

음병, 궐음병은 소음인에게 주로 나타나는 병이라 하였고, 소양병은 소양인에게 주로 나타나는 병이며, 태양병, 양명병은 소음인, 소양인, 태음인에게 골고루 나타날 수 있지만, 주로 소음인에게 나타난다고 하였다.

6. 소음인 병증과 처방

소음인의 병증과 약물작용에 대해서는 크게 표병과 리병으로 나눴다. 표병은 겉에 병이 오는 것인데, 태양병과 양명병을 이제마선생은 울광증과 망양증으로 설명하였다.

울광증(鬱狂證)은 발열, 오한, 땀이 나지 않음, 맥이 살짝만 잡아도 느껴지는 부맥(浮脈)이 나타난다. 망양증(亡陽證)은 발열, 오한, 부맥(浮脈)은 같지만, 땀이 나게 된다.

이제마선생은 소음인의 양난지기가 잘 유지되고 있는지는 땀의 유무로 확인하고 태양병, 양명병이 중요한 게 아니라, 땀이 나지 않아 답답한 울광증과 땀이 나서 기운이 빠지는 망양증으로 나누는 게 중요하다라고 하였다. 다만 태양병, 양명병 증세를 참고하여, 울광증의 초증, 중증, 말증의 3단계로 증세의 경중을 설명하였고, 망양증의 초증, 중증, 말증 3단계로 역시 증세의 경중을 설명하였다.

표29. 소음인의 표증, 리증에 적용하는 처방

	가벼운 증상	심한 증상
표증	울광증: 천궁계지탕, 곽향정기산	망양증: 황기계지탕, 인삼계지부자탕
리증	태음증: 곽향정기산, 향사양위탕, 계지반하생강탕, 십이미관중탕	소음증: 관계부자이중탕

리병은 태음병과 소음병으로 구분하였고, 이것은 장중경선생의 설명을 따랐다. 다만 궐음병에 대해서는 위의 망양증을 제대로 치료

하지 못해서 생긴 것으로 궐음병은 없고, 태양병궐음증이 있다고 하였다.

소음인의 처방은 계지탕(계지, 작약, 생강, 대추, 감초)에서 파생된 것이 많은 편이다.

표병인 울광증과 망양증에 대해서, 울광증에는 천궁계지탕, 곽향정기산 등을 사용하고, 망양증에는 황기계지탕, 인삼계지부자탕 등을 사용한다.

리병에서는 태음증 처방으로 곽향정기산, 향사양위탕, 계지반하생강탕, 십이미관중탕 등을 사용하고, 소음증 처방으로 관계부자이중탕을 사용한다.

장중경선생이 후한시대 상한론을 저술하고 현재까지 상한론을 존숭하는 한의사들은 모두 상한론 조문을 금과옥조로 여기는데 이제마선생은 이를 과감하게 자신의 틀, 사상의학이라는 틀 속에 정리해서 넣게 되는 것이다. 일대 혁명이라 하지 않을 수 없다.

7. 소양인 병증과 처방

소양인은 소양병증에서 장중경선생이 반쯤 설명하였고, 나머지는 송, 원, 명시대 의사들이 거의 대부분을 밝혀 놓았다고 이제마선생이 말했다. 소양인 처방을 보면 송, 원, 명때 의사들의 처방을 가져다가 약간의 가감을 하여 처방을 만들었음을 볼 수 있다.

소양인의 표병에서 나타나는 증상은 주로 추웠다 더웠다 하는 한열왕래, 입이 쓴 증상, 목이 건조해지고, 눈이 어찔하고, 귀가 먹먹하기도 한 증상이 나타난다. 이럴 때를 소양상풍증이라 하고, 소양인이 설사를 주요 증상으로 하는 경우를 망음증이라 한다. 망음증은 설사가 잦아져서 몸에 있어야 할 음기가 자꾸 없어져서 나타나는 것이다.

소양상풍증에는 형방패독산, 형방도적산, 형방사백산 등을 사용하고, 망음증에는 형방사백산, 저령차전자탕, 형방지황탕, 활석고삼탕 등을 사용한다.

리병에서는 흉격열증과 음허오열증이 있는데, 흉격열증은 가슴이 답답하고 열이 나며, 변비 증상이 있는 것이다. 음허오열증은 만성병으로 오래 앓고 난 상태에서 오후마다 열이 나는 증상이다.

흉격열증은 양격산화탕, 양독백호탕, 지황백호탕 등을 사용하고, 음허오열증에는 독활지황탕, 숙지황고삼탕 등을 사용한다.

표30. 소양인의 표증, 리증에 적용하는 처방

	가벼운 증상	심한 증상
표증	소양상풍증: 형방패독산, 형방도적산, 형방사백산	망음증: 형방사백산, 저령차전자탕, 형방지황탕, 활석고삼탕
리증	흉격열증: 양격산화탕, 양독백호탕, 지황백호탕	음허오열증: 독활지황탕, 숙지황고삼탕

8. 태음인 병증과 처방

태음인의 병증약리에 대해서는 장중경선생이 큰 역할을 하지 못했다고 이제마선생은 평가했다. 약간의 그림자를 얻었을 뿐이라 하였다. 송, 원, 명시대의 의사들이 거의 절반 정도 병증과 약물작용에 대해서 설명해 놓았다고 했다.

태음인의 병증도 표증과 리증으로 구분되는데, 표증에는 배추표병과 위완한증이 있다. 배추표병(背顀表病)은 약간 퉁퉁한 태음인들에게 감기몸살이 와서 땀도 나지 않고 몸도 찌뿌둥하고 목 뒷덜미도 뻣뻣해지는 증상이다. 흔히 장중경선생이 마황탕증이라고 했던 증상이다. 이때 이제마선생은 마황발표탕을 쓰면 좋다고 하였다. 한궐증(寒厥證)은 태음인이 추웠다 더웠다 하는 것을 반복하는 경우가 있는데, 이때 한다열소탕, 웅담산 등을 사용한다. 또 다른 표증으로는 위완한증(胃脘寒證)이 있는데, 이는 약간 흰 피부의 태음인이 물살이면서 맥이 약하고, 소화기장애가 있을 경우 혹은 대변이 묽은 증상이 있는 것인데, 태음조위탕이나 조위승청탕을 쓰면 좋다.

리병은 크게 간조열증과 음혈모갈증으로 구분한다. 간조열증(肝燥熱證)은 살갗에 열이 많은 상태로 대체로 얼굴이 검붉은 경우가 많고, 땀이 많고, 대변이 변비 경향이 있고, 소변도 누런색이 많다. 이

표31. 태음인의 표증, 리증에 적용하는 처방

	가벼운 증상	심한 증상
표증	배추표병: 마황발표탕 한궐증: 한다열소탕, 웅담산	위완한증: 태음조위탕, 조위승청탕
리증	간조열증: 열다한소탕, 청폐사간탕, 갈근해기탕	음혈모갈증: 공진흑원단, 녹용대보탕

때는 갈근(칡)과 대황으로 열을 내려주는 것이 좋다. 열다한소탕, 청폐사간탕, 갈근해기탕 등을 사용한다. 음혈모갈증(陰血耗竭證)은 만성 소모성 질환을 앓고 기혈이 많이 쇠약해진 상태로 공진흑원단, 녹용대보탕 등을 사용한다.

9. 태양인 병증과 처방

태양인 병증약리는 장중경선생은 설명하지 못했고, 주진형선생이 약간의 그림자만 얻을 정도라 하였고, 나머지는 『신농본초경』이라는 책을 참고하면 대략적인 약리작용이 있을 것이라고 하였다.

실제로 태양인에 대한 경험은 이제마선생 자신이 태양인이어서 태양인에 대한 치험례를 적은 것으로, 태양인에 대한 치험례는 적다고 토로하고 있다. 다만 여러 가지 정황을 살펴서 판단해서 유추해나가면 되지 않겠는가라고 말하였다.

태양인에게는 표병과 리병이 있는데, 표병은 외감요척병(外感腰脊病)이라고 해서 외감 즉 감기나 외부로부터 들어오는 풍(風), 더위, 습기, 건조한 기운, 더운 기운 등으로 인해 생긴 질환 및 스트레스, 척추, 허리질환 등을 포괄하는 질환이다. 외감요척병이 있을 때는

표32. 태양인의 표증, 리증에 적용하는 처방

	가벼운 경우 ~ 심한 경우	
표증	표증 외감요척병: 해역병	처방: 오가피장척탕
리증	리증 내촉소장병: 열격반위	처방: 미후등식장탕

깊은 슬픔을 경계하고, 화를 누르며, 정신을 청정하게 만든 다음, 오가피장척탕을 사용하라고 하였다. 리병은 내촉소장병(內觸小腸病)으로 내상(內傷)으로 생기는 모든 질환에 적용가능하며, 소장질환, 소화기질환, 흡수장애 등이 포괄된다. 치법으로 화를 누르고, 기름기 있는 느끼한 것을 끊은 후에 미후등식장탕을 사용하라고 하였다.

▣ 요약

- 한약을 혼합하여 처방을 만드는 과정에 군신좌사(君臣佐使)의 이론이 있다.
- 환자에게 한약을 처방할 때 고려하는 것으로 팔강(八綱)이 있는데, 이는 여덟 개의 속성으로서 음양(陰陽), 표리(表裏), 한열(寒熱), 허실(虛實)이 있다.
- 사상의학에서 처방은 보명지주(保命之主)를 강화하는 방향으로 한다. 가능한 사상약물은 혼용하지 않는다.
- 상한론 처방에서 유래되어 사상의학에 사용되는 것도 있으나, 소양인, 태음인, 태양인 처방으로 오면서 이제마선생의 사상의학적 시각이 들어가 변용되거나 창설된 처방이 많다.
- 소음인 병증은 표병(울광증, 망양증), 리병(태음증, 소음증)으로 구분되며 각각에 해당되는 처방이 있다.
- 소양인 병증은 표병(소양상풍증, 망음증), 리병(흉격열증, 음허오열증)으로 구분되며 각각에 해당되는 처방이 있다.
- 태음인 병증은 표병(배추표병, 위완한증), 리병(간조열증, 음혈모갈증)으로 구분되며 각각 해당되는 처방이 있다.
- 태양인 병증은 표병(외감요척병), 리병(내촉소장병)으로 구분되며 각각 해당되는 처방이 있다.

▣ 문제

01. 한의학의 팔강(八綱)에 해당되지 않는 것은?

① 표리   ② 한열   ③ 음양   ④ 동정   ⑤ 허실

02. 한약의 일반적 혼합 원칙 이론을 무엇이라 하는가?

① 군신좌사   ② 음양오행   ③ 사기오미
④ 승강통색   ⑤ 보명지주

▣ 정답 ·

1) ④   2) ①

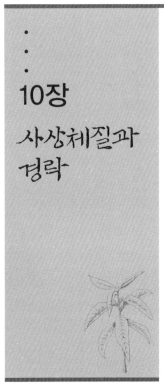

10장
사상체질과 경락

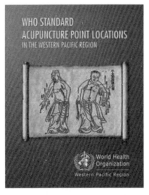

그림41. WHO에서 발행된 경혈 위치 표준안

흔히 경락이라는 말을 많이 듣게 되는데, 경락마사지, 경락체조, 경락미용 등 경락을 활용하는 다양한 분야가 있기 때문이다. 그냥 하는 마사지, 체조, 미용보다도 경락이라는 말이 들어가면 왠지 한방적인 냄새가 나고 더 치료효과가 높은 듯하다.

1. 경혈(經穴)

경혈은 무엇일까?

경혈은 침치료를 하고, 지압을 하는 혈자리라고 하는데, 무술영화에서 콕콕 찍어서 사람을 꼼짝 못하게 하는 그런 혈자리이다. 어쨌거나 혈자리를 한의사들은 침을 놓거나 부항을 하고, 뜸을 뜨는 자리로 이용을 한다.

경혈은 투시력이 좋고 의식이 깨어있는 도인이 만들어 적어서 후세인들에게 전해주었던지, 아니면 배가 아프거나 머리가 아파서 어디를 눌러 보거나 뼛조각 같은 것으로 다른 부위를 찔러 보았더니 나아서 배나 머리의 통증이 특정 부위와 연결되어 있는가보다 생각했다는 설이던지 어쨌거나 아직까지도 미스터리로 남아 있기도 하다. 경혈의 실체나, 경락의 실체는 아직까지 과학적으로 규명이 되어 있지 않지만 침, 뜸 치료를 받고서 효과를 보는 경우를 보면 아직 현대의 과학으로는 풀리지 않은 무엇인가 연결통로가 있는가 보다 하고 생각은 된다. 경혈에 대해서 한국, 일본, 중국이 가장 많이 연구를 하고 있어서, 경혈에 대한 통일안을 만들었고, WHO의 공통 경혈로 360여 개의 혈이 등록되어 있다.

2. 경락(經絡)

경락이란 경혈들의 연결선이다. 경락은 안으로 오장육부와 밖으로 경혈을 연결하는 통로이며, 이것을 통해서 침뜸 치료가 오장육부까지 효과를 볼 수 있다고 생각한다.

경락은 경맥(經脈)과 락맥(絡脈)의 합성어로, 앞 글자를 따서 만든 용어이며, 경맥은 주로 머리부터 발까지 세로로 연결되어 있으며,

굵은 편이다. 락맥은 경맥과 경맥을 연결하고, 가로로 연결된 것이 많으며 다소 가는 편이다.

경부고속도로처럼 남북으로 연결된 고속도로는 1, 3, 5 등의 홀수가 붙어있고, 동서를 연결하는 고속도로는 2, 4, 6 번 등으로 짝수가 붙어 있다고 하는데, 비슷하게 생각하면 되겠다.

경락에는 무엇이 흐를까? 경락에는 기와 혈이 따라서 흐른다고 생각한다.

우리 몸을 이루는 것은 크게 구조와 기능이라고 생각할 수 있는데, 한의학에서는 구조를 이루는 것으로 정(精), 혈(血)을 말하고, 기능을 이루는 것으로 신(神)과 기(氣)를 말한다.

이 중에서 기와 혈은 상당히 중요한 개념인데, 기는 우리가 먹은 음식물에서 좋은 물질과 코로 흡입한 대기(大氣)가 합쳐져서 인체의 기가 형성된다고 여긴다. 기는 혈을 이끌고 가는 것인데, 마치 루돌프 사슴이 산타할아버지(血)의 썰매를 끌고 가는 격이라고 생각하면 된다. 기가 먼저 가야지 뒤에 혈이 따라 가는 것이다. 기에는 영기와

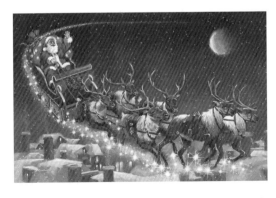

그림42. 기와 혈의 관계

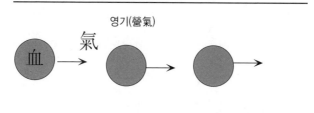

위기(衛氣)

영기(營氣)

그림43. 영기와 위기

위기가 있는데, 영기(營氣)는 영양과 관련된 기로 생각하고, 위기(衛氣)는 경락의 외부를 매우 빠르게 흐르면서 인체를 외부의 나쁜 기운으로부터 방어하는 방위군의 역할을 하는 기운이다.

경락과 경혈의 관계를 설명할 때 지하철 노선도를 보면 각 지하철 역들이 경혈에 해당하고, 노선들이 경락이라고 이해하면 알기 쉽다.

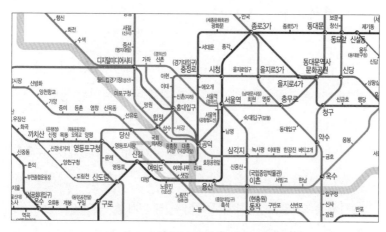

그림44. 지하철 노선도에 비유되는 경락

10장. 사상체질과 경락

3. 경락의 작용

경락은 3가지 주요한 작용이 있는데, 첫째는 생리적 작용이다. 오장육부에서 얻은 기운을 경락을 통해서 피부까지 연결해 주는 작용인데, 이것을 통해서 우리의 얼굴색과 피부, 털들이 윤택하게 되는 것이다. 둘째는 병리적 작용이다. 오장육부의 이상이 피부색, 특정 구역, 경락노선을 따라서 반응이 나타난다는 것이다. 특정 부위가 뭉치거나 아픈 증상이 생길 수 있고, 이를 통해서 해당 경락을 알아내고 오장육부중 연결된 부위를 찾아낼 수 있는 것이다. 셋째는 치료적 작용이다. 경락을 통해서 경락이 지나가는 부위의 통증과 해당 경락이 연결된 오장육부를 침, 뜸, 한약 등을 이용해서 치료할 수 있다는 것이다.

4. 12경맥(經脈)

우리 몸에는 주요한 경맥이 좌우에 각각 12쌍이 있어서 이를 12경맥이라고 부르며, 경맥과 경맥을 연결해 주는 특별한 경맥이 8개 있는데 이것을 기경팔맥(奇經八脈)이라고 부른다.

20개의 경맥이 있지만, 그 중 12개의 경맥과 기경팔맥 중 중요한 2개(독맥, 임맥)를 포함해서 14경맥이라고 부르기도 한다.

12경맥은 인시(寅時, 3시~5시)부터 수태음폐경, 수양명대장경, 족양명위경, 족태음비경, 수소음심경, 수태양소장경, 족태양방광경, 족

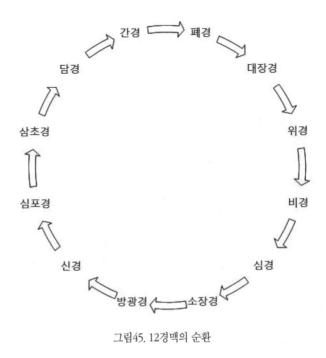

그림45. 12경맥의 순환

소음신경, 수궐음심포경, 수소양삼초경, 족소양담경, 족궐음간경으로 흘러가게 되고, 다시 수태음폐경으로 연결되어 반지와 같이 끊임없이 순환한다(如環無斷).

명칭이 어려운데, 이를 설명하면, 수태음폐경(手太陰肺經)에서 맨 처음 나오는 手, 足은 경락이 어느 부위를 지나는지를 설명해주는데, 수가 붙은 것은 손에서 얼굴 혹은 손에서 흉복부까지 연결되어 있음을 알려준다. 족이 붙은 것은 얼굴에서 발 혹은 흉복부에서 발까지 연결되어 있음을 알려준다.

다음에 나오는 태음, 소음, 궐음, 소양, 양명, 태양은 인체의 부위

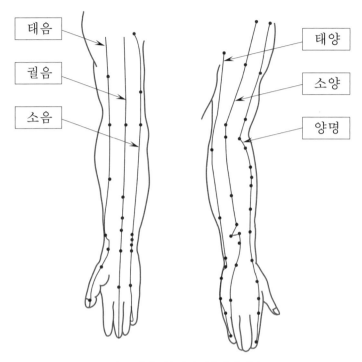

태음

궐음

소음

태양

소양

양명

그림46. 팔의 내측면과 외측면의 경락

를 알려준다.

　태음, 소음, 궐음은 음으로서, 팔과 다리에서 내측면을 지나고 있고, 그중 태음이 내측면에서 앞쪽, 소음이 뒷부분, 궐음이 한가운데를 지나고 있다.

　태양, 양명, 소양은 인체의 팔, 다리에서 외측면을 나타내며, 태양은 그중 가장 뒷부분, 양명은 가장 앞부분, 소양은 한가운데를 지나고 있다.

표33. 14경맥의 시작혈과 끝나는 혈

14경맥의 이름	한쪽 편 경혈 갯수	시작하는 혈자리	끝나는 혈자리
수태음폐경	11	중부	소상
수양명대장경	20	상양	영향
족양명위경	45	승읍	여태
족태음비경	21	은백	대포
수소음심경	9	극천	소충
수태양소장경	19	소택	청궁
족태양방광경	67	정명	지음
족소음신경	27	용천	수부
수궐음심포경	9	천지	중충
수소양삼초경	23	관충	사죽공
족소양담경	44	동자료	족규음
족궐음간경	14	대돈	기문
임맥	24	회음	승장
독맥	28	장강	은교

흉복부에서는 음경락은 흉복부의 중심부분에, 양경락은 중심에서
외측방향을 따라 지나가고, 소양경락은 옆구리를 따라 흐르게 된다.

등쪽에서는 태양경이 척추에서 일정거리만큼 떨어져서 흐르고
있다.

【표33】은 14경맥의 명칭, 한쪽 편 경혈의 개수, 시작하는 혈자리
와 끝나는 혈자리를 정리한 것이다.

5. 14경맥의 순환[38]

1) 수태음폐경

중초(중완혈)에서 시작하여 아래로 대장을 연락하고 위장의 위쪽을 따라 돌아 나와 위로 횡경막을 지나 폐에 속하고, 폐계(기관지)를 따라 목구멍에서 옆으로 겨드랑이 아래로 분출하여 상완의 내측으로 아래로 내려와 팔꿈치 오목에 이르고, 전완의 요골쪽을 따라 이르러 엄지손두덩이에 이르고 엄지손가락의 끝에 이른다.

2) 수양명대장경

집게손가락의 내측 끝 상양혈에서 시작하여 전완을 따라 위로 올라가서 상완의 앞쪽을 따라 어깨로 올라가고 견봉의 앞쪽으로 나와 경추의 대추혈 부위에서 다른 경락과 만난다. 다시 아래로 결분으로 들어가 폐에 연락하고 횡격막을 지나 안으로 들어가 대장에 속한다. 그 별지(분지)는 결분에서 위로 앞목을 따라 위로 올라가 얼굴 뺨을 지나 아랫입술을 끼고 돌고 인중에서 좌우가 교차하여 반대편 콧구멍 옆의 영향혈에 가서 멎는다.

---

38) 14경맥의 순환은 신민규 외 19인, 『동의생리학』(집문당, 2008), pp.383-392을 참고함.

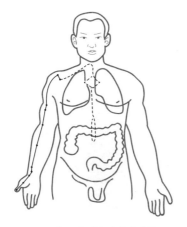
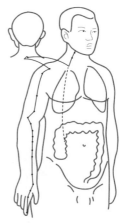

그림47. 수태음폐경의 순환   그림48. 수양명대장경의 순환

3) 족양명위경

눈동자 아래의 승읍에서 시작하여 내려오면서 입술을 끼고 돌고 턱 중앙에 갔다가 아래턱을 따라서 귀 앞으로 해서 이마의 가장자리까지 올라간다. 분지는 아래턱에서 앞 목을 타고 내려와 목구멍을 따라 결분으로 진입해 들어가고 안으로 횡경막을 지나 위장에 속하고 비장과 연락한다. 앞 목에서 곧장 내려오는 것은 쇄골 정중선을 따라 내려오고 유두를 지나고, 복부를 따라 내려와 서혜부의 기충혈까지 내려온다. 넓적다리를 따라 내려오고 무릎부위를 지나서 정강이의 앞쪽을 지나서 2째 발가락의 외측 여태혈에서 멎는다.

4) 족태음비경

엄지발가락의 내측 끝 은백혈에서 시작하여 발의 내측면을 따라

올라가 정강이의 내측면을 따라 올라가서 대퇴부의 내측면을 따라
올라간다. 복부로 들어가서 비장에 속하고, 위장에 연락한다. 횡격
막을 지나서 인후를 끼고 혀뿌리(舌本)에 연락하고 혀아래(舌下)에
흩어져 분포한다. 분지는 다시 위에서 별도로 횡격막을 지나 심장으
로 주입되어 수소음심경으로 연결된다.

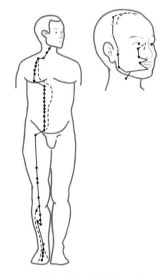

그림49. 족양명위경의 순환

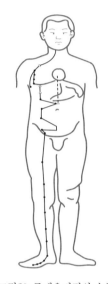

그림50. 족태음비경의 순환

5) 수소음심경

심중(心中)에서 시작하여 심에 속하고, 아래로 횡격막을 지나서
소장에 연락한다. 분지는 위로 인후의 양측을 따라 눈까지 연결된
다. 겨드랑이 중앙의 극천혈에서 상완, 전완의 내측면을 따라 내려
오고 척골쪽을 따라서 손가락 5번째 끝(소충혈)에 와서 멎는다.

6) 수태양소장경

다섯째 손가락 끝(소택혈)에서 시작해서 전완, 상완의 외측면을 따라 올라와서 어깨에 걸쳐 한 가지는 결분에서 심장에 연락하고 횡격막을 뚫고 들어가 소장에 속한다. 하나의 분지는 앞 목을 따라 얼굴로 올라가서 눈꼬리에 갔다가 귓구멍 앞의 중앙(청궁혈)에서 멎는다.

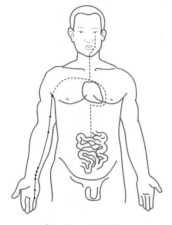

그림51. 수소음심경의 순환

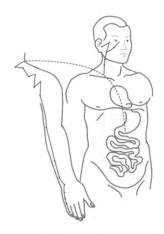

그림52. 수태양소장경의 순환

7) 족태양방광경

눈꼬리 안쪽의 정명혈에서 시작하여 이마로 상행하여 머리의 정수리까지 갔다가 뒤통수로 내려가고 뒷목을 따라 척추에서 일정 거리만큼 떨어져서 2개의 선으로 등줄기를 내려온다. 내려오다 허리부위에서 몸속으로 들어가 신장에 연결되고, 방광에 속한다. 넓적다리의 뒷면과 종아리의 뒷면을 따라 내려와서 발의 외측면(새끼 발가락쪽)을 따라가서 새끼발가락의 외측 끝에 가서 멎는다.

8) 족소음신경

발바닥 중심의 용천혈에서 시작하여 종아리, 넓적다리의 내측면을 따라 위로 올라가고 항문위의 장강혈에 들어가 신장에 속하고, 방광에 연락된다. 그 직행하는 것은 간과 폐와 연결되고 목구멍을 거쳐 혀뿌리(舌根)까지 이른다. 그 분지는 폐에서 나와 심장에 연락하고, 흉중으로 들어가 수궐음심포경으로 이어진다.

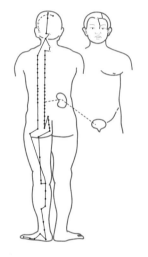
그림53. 족태양방광경의 순환

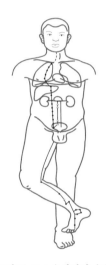
그림54. 족소음신경의 순환

9) 수궐음심포경

흉중에서 시작하여 심포락에 속하며 아래로 횡격막을 뚫고 지나, 차례로 상초, 중초, 하초에 연락한다. 분지는 흉부에서 옆구리로 나와 겨드랑이 아래의 천지혈로 나오고, 상완, 전완의 정중앙을 따라서 내려와 손바닥 가운데로 오고 가운데 손가락의 중충혈에서 끝난다.

10) 수소양삼초경

넷째 손가락의 외측 끝인 관충혈에서 시작하여 전완, 상완의 외측 한가운데를 따라 상행하여 어깨까지 올라가고 결분으로 진입하고 단중에 분포하며 심포에 연락한 다음, 횡격막을 뚫고 아래로 내려가 삼초에 속한다. 분지는 단중에서 위로 결분으로 나와 뒷목을 따라 귀 뒤를 따라 돌아서 귀의 윗부분까지 도달하고 귀 앞을 거쳐 뺨을 거쳐 눈썹 가장자리의 사죽공혈에 가서 멎는다.

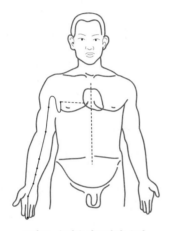
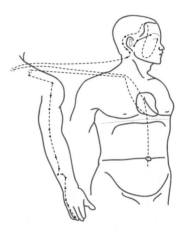

그림55. 수궐음심포경의 순환   그림56. 수소양삼초경의 순환

11) 족소양담경

눈의 가장자리인 동자료혈에서 시작되어, 귀의 앞으로 가서 귀를 한바퀴 감싸 돌고 다시 이마쪽으로 왔다가 다시 뒷목을 따라 내려와 어깨에서 옆구리로 내려오고 속으로 담낭에 속하고, 간에 연락되고 나와서 대퇴부, 정강이의 측면을 따라 내려와 네 번째 발가락의

끝에 와서 족규음혈에서 멎는다.

12) 족궐음간경

엄지발가락의 외측에 있는 대돈혈에서 시작하여 발등을 따라서 위로 올라가 정강이 내측면, 대퇴부 내측면을 따라 상행하면서 음기(성기)를 감싸고 돌아서 몸속으로 들어가서 간에 속하고 담낭에 연락한다. 다시 위로 올라가서 늑골부위에 분포하고 횡격막을 통과해서 목구멍의 뒤를 따라 위로 코, 인후부로 진입해서 눈 주위에 연락하고, 위로 앞이마를 지나 독맥과 머리 정수리에서 만난다. 분지는 간에서 분출하여 횡격막을 통과해 폐로 들어가고 수태음폐경과 연결되어 다시 순환하게 된다.

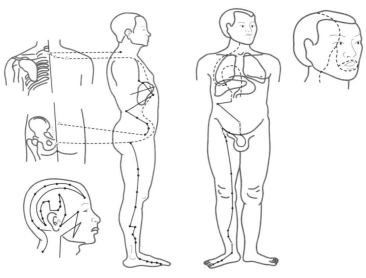

그림57. 족소양담경의 순환   그림58. 족궐음간경의 순환

13) 임맥

회음혈에서 시작하여 복부의 정중앙을 따라 위로 올라오고, 흉골의 정중앙을 따라 올라와서 아랫입술 정중앙 아래의 승장혈에서 멎는다.

14) 독맥

회음에서 시작하여 뒤로 장강혈을 거쳐서 척추 중앙을 타고 올라와서 머리의 정중앙선을 따라 이마, 코를 따라 내려와 인중을 거치고 윗입술 들어 올리면 입술과 윗잇몸을 연결하는 은교혈에서 멎는다.

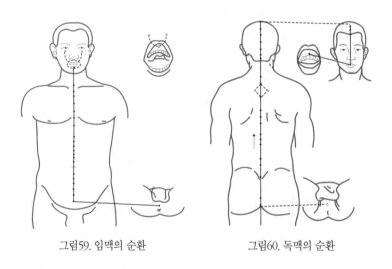

그림59. 임맥의 순환   그림60. 독맥의 순환

6. 특수혈

경혈에는 14경맥에 361개의 혈이 있으며, 그 외에 경외기혈이라

고 해서 14경맥 이외에 존재하면서 효과를 보는 혈이 있다. 또 아시혈(阿是穴)이라고 해서 근육이 뭉치거나 아픈 부위가 있는데, 이곳에 침, 뜸, 부항을 해서 치료해서 효과를 보기도 한다. 통증이 생겨서 눌러서 아픈 부위를 아시혈이라고 한다.

신혈(新穴)은 최근에 치료효과가 밝혀진 혈자리이며, 오수혈(伍輸穴)은 무릎 이하, 팔꿈치 아래에 존재하는 혈자리로서, 12경맥에 각각 5개씩 존재하여 60개의 혈자리가 있다. 이것을 이용해서 질병을 치료하는 데 사용한다. 흔히 오행침법 혹은 사암침법이라고 하는 것이 오수혈을 이용하는 것이다. 원혈(原穴)은 12경맥의 원기(原氣)가 흘러가고, 머무는 곳이다. 12경맥의 원기의 성쇠를 진찰하고 또 장부(臟腑)의 상태를 추정할 수 있는 곳이 되어, 양도락이라는 진단을 할 때 12경맥의 원혈을 사용한다.

락혈(絡穴)은 표리를 서로 관통하게 하고 조절시키는 기능을 하는 혈자리이다. 극혈(郄穴)은 경맥(經脈) 기혈이 꺾여서 모이는 틈이 되는 혈자리이다. 급성병에 사용하며, 허실을 진단하는 곳으로도 이용된다. 배수혈(背兪穴)은 오장육부(伍臟六腑)의 기(氣)가 등의 특정한 혈자리에 흐르는 곳이다. 이를 통해서 오장육부를 치료하고 아울러 오관(伍官 : 눈, 코, 귀, 입)질환을 치료한다.

모혈(募穴)은 복모혈(腹募穴)이라고도 하며, 장부(臟腑)의 기(氣)가 흉복부의 한 특정한 혈자리에 모이는 곳이다.

7. 경락자극방법

경락을 자극하는 방법으로는 침, 뜸, 부항, 약침, 마사지, 기공, 레이저 침치료, 소리(진동) 등이 있는데, 침은 뜸에 비해서 급성병에 주로 사용하고, 뜸은 침에 비해서 만성병에 사용한다. 적응증은 모든 질환에 사용가능하다. 부항은 건부항과 습부항이 있는데, 건부항은 부항컵을 특정 혈자리에 붙였다가 떼었다를 반복해서 혈액순환을 촉진시키는 방법이고, 습부항은 특정 혈자리를 란셋침으로 찔러서 피를 내고 뭉친 피를 빼내는 방법이다. 마사지, 지압은 특정 혈자리를 누르거나, 문질러서 자극하는 것으로, 추나(推拿)도 여기에 해당된다. 기공체조도 경락을 자극할 수 있다. 경락이 흘러가는 방향을 알아서 그 경락을 스트레칭하게 되면 해당 경락의 소통이 원활해지는 것이다. 레이저침치료는 저출력 레이저 빛을 이용해서 경혈을 자극하는 방법이다. 소리(사물놀이), 진동도 경락을 자극할 수 있다. 특정 음파를 이용하거나 혹은 진동체로 해당 경락 근처에 작용시켜서 자극할 수 있다.

8. 사상의학과 경락, 경혈

이제마선생은 그의 저서 『동의수세보원』에서 주로 한약을 이용한 치료를 많이 말하였고, 경락이나, 맥, 침에 대해서는 언급이 적다. 경락에 대해서는 등, 배, 표리를 구별하는 정도로 이해하면 된다고 하

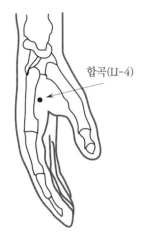

합곡(LI-4)

그림61. 합곡혈

였고, 맥에 대해서도 부침지삭(浮沈遲數)을 구별하는 정도로 이해하면 된다고 하였다. 소음인 편에서 중기증(中氣證)이라고 하여 스트레스를 갑자기 받아서 쓰러지거나 인사불성이 되는 경우가 있는데, 이때 소음인에게 합곡(合谷)이라는 혈자리에 침을 놓아서 신속하게 효과를 보았음을 말하면서 침이 약보다 빠를 때가 있다고 말했다. 또 사상인에게는 한약과 마찬가지로 적용할 수 있는 혈자리가 따로 있는 것 같다고 하였고, 승강완속(升降緩束)의 작용이 있을 것이라 하였다. 다만 침이나 혈에 대한 지식은 많지 않아서 후세 사람 중에서 사상체질과 침을 연결할 줄 아는 사람이 나오기를 기대한다고 하였다. 사상체질별로 경락이나 경혈을 이용하는 방법은 크게 3가지로 분류할 수 있다.

첫째는 특정 혈(穴)을 이용하는 것이다. 각 체질마다 보명지주가 있는데, 가령 소음인은 몸을 따뜻하게 하는 기운이 좋고, 소양인은 몸을 서늘하게 하는 기운이 좋으며, 태음인은 몸의 기운을 외부로 소통시키는 것이 좋고, 태양인은 몸의 기운을 내부로 흡입하는 것이 좋다. 따라서 각 혈들이 가진 특성을 이용하는 것이다. 혈은 각각 고유한 성질을 가지는데, 이를 약들이 성질을 가진 경우 약성(藥性)이라고 하는 것과 같이 혈성(穴性)이라고 한다.

예를 들면, 엄지손가락과 집게손가락 사이에 있는 합곡(合谷)은 그 혈성이 청열해표(淸熱解表), 명목총이(明目聰耳)라고 해서, 열을 내리고 외감이 있을 때 이를 풀어주며, 눈과 귀를 총명하게 한다는 것이다. 이와 같이 혈성중에서 한, 열, 소통 여부에 따라서 어떤 혈을 어떤 체질에 적용할 것인지를 결정하는 방법이 있다.

둘째는 특정 경락을 이용하는 것인데, 예를 들면, 소양인에게는 열이 많으니, 음성경락을 이용하는 방법이다. 수소음심경, 족소음신경과 같은 음이 들어가는 경락을 이용하는 방법이다. 소음인에게는 한(寒)이 많으니, 양성경락을 이용해서 수양명대장경이나, 족양명위경같은 양이 들어가는 경락을 이용하는 방법이다.

셋째는 특정 사암침법을 이용하는 방법으로서, 소양인에게는 비대신소(脾大腎小)의 특성이 있으므로, 신소를 해결하기 위해서 신정격(腎正格)을 사용하는 방법이다. 물론 육기(六氣)와 오행(伍行)이라는 관점을 가지고 만들어진 사암침법을 4상을 기본관점으로 만들어진 사상체질에 적용하는 것은 문제가 있을 수 있으므로, 신중한 접근이 필요하다.

▣ 요약

- 경혈(經穴)이란 침이나 뜸 등의 한의학적 시술을 할 수 있는 경락노 선상의 지점을 말한다.
- 경락(經絡)이란 경맥과 락맥의 합성어로, 경혈들이 연결된 노선이며, 피부와 내부 오장육부를 연결하는 선이다.
- 우리 몸은 구조를 이루는 정(精)과 혈(血)이 있고, 기능을 이루는 신(神)과 기(氣)가 있다.
- 경락은 생리적 기능, 병리 및 진단적 기능, 치료적 기능을 한다.
- 12경맥은 폐경, 대장경, 위경, 비경, 심경, 소장경, 방광경, 신경, 심포경, 삼초경, 담경, 간경이다.
- 기경팔맥은 임맥, 독맥, 대맥, 충맥, 음유맥, 양유맥, 음교맥, 양교맥이 있으며, 특별히 임맥과 독맥을 12경맥과 합쳐 14경맥이라고 한다.
- 14경맥에 속한 361개의 혈 외에 경외기혈이 있으며, 오수혈, 원혈, 락혈, 극혈, 배수혈, 복모혈 등이 있다.
- 경락을 자극하는 방법으로 침, 뜸, 부항, 약침, 마사지, 기공, 레이저침, 소리(진동) 등이 있다.
- 사상의학에서 경락, 경혈을 이용하는 방법으로는 특정혈, 특정 경락을 이용하거나 사암침법 등을 이용하는 방법이 있다.

▣ 문제

01. 침이나 뜸을 시술하는 곳(point)을 무엇이라 하는가?

  ① 기공　　　② 경혈　　　③ 경맥　　　④ 낙맥

02. 경락의 작용이 아닌 것은?

  ① 생리적 기능　　　　② 병리적 기능

  ③ 변조적 기능　　　　④ 치료적 기능

▣ 정답 ·
  1) ②　2) ③

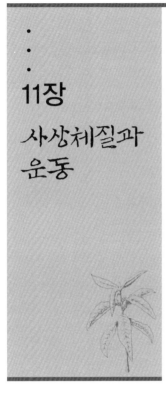

11장
사상체질과
운동

우리의 신체가 정상적으로 작동한다고 하는 것은 근육이 수행(performance)을 잘 하고, 심폐지구력이 있으며, 유연성이 있고, 신경과 근의 조절(협응력)이 잘 되며, 안정성이 있고, 균형을 잘 이룰 수 있는 경우를 말하는 것이다. 여기에 문제가 생기면 신체의 기능이 떨어지거나 문제가 있는 것임을 알 수 있다.[39]

1. 유산소운동

우리는 흔히 유산소운동을 많이 해야 한다는 이야기를 듣고, 유산

---

39) 키스너, 콜비 지음, 강순희 외 29인 옮김, 『운동치료총론』, p.4, 영문출판사, 2005

표34. 유산소운동의 효과

맥박수 감소, 혈압하강, 1회 박출량 증가, 산소해리 능력증가, 심근 산소소비량(맥박수×수축기혈압) 감소	폐의 용적 증대, 폐의 확산능력 증가, 환기의 효율성 증가
근육의 비대, 모세혈관밀도 증가, 미토콘드리아수 증가, 근육의 마이오글로블린 증가(산소운반 능력증가), 지방분해, 혈중젖산농도 감소	체지방 감소, 혈중콜레스테롤 및 중성지방 감소, 건의 장력증가 등

소운동이 몸에 좋다는 얘기도 듣는다.

유산소운동은 무엇일까?

운동을 하면서 정상적으로 호흡을 할 수 있는 운동을 말한다고 이해하면 쉽다. 유산소운동을 하면 하는 동안 에너지 요구량이 빠르게 증가하게 되고 이는 곧 산소와 영양소가 많이 필요하게 되며, 반대로 이산화탄소와 젖산과 같은 최종 대사산물의 제거를 빠르게 하고, 열을 발산하기 위해 순환계를 빠르게 조정하게 된다. 이러한 신체의 변화는 신경계, 호흡계, 심혈관계, 대사체계, 호르몬계 등 모든 인체 시스템의 조화로운 활동을 통해 이루어지게 된다. 또 수축하는 근육의 미토콘드리아에 의한 산소운반과 이용은 세포호흡과 결합된 적절한 혈액의 흐름에 의존하게 된다.[40]

유산소운동을 통해 우리 몸에 일어나는 변화는 심장의 박출량이 증가하게 되고, 심장의 수축하는 힘도 세어지게 된다. 또 말초혈관

---

40) 키스너, 콜비 지음, 강순희 외 29인 옮김, 『운동치료총론』, pp.160-161, 영문출판사, 2005

의 저항이 줄어들어 혈압이 내려가게 된다. 호흡횟수도 빨라지고, 폐활량도 커지게 된다.

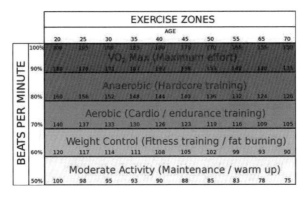

그림62. 운동에 적합한 심장박동수 (Fox and Haskell formula)

2. 운동프로그램 구성시 고려사항

이제 운동이 좋다는 것은 알았고, 그럼 내 몸에 맞는 운동프로그램을 짤 때는 어떻게 해야 하는가? 자신의 몸에 맞는 적절한 운동프로그램을 계획할 때 고려해야 할 요소들이 있는데, 운동강도(intensity), 운동기간(duration), 운동횟수(frequency), 운동형태(mode)를 고려해야 한다.

운동의 강도는 얼마나 힘에 부치는 운동을 해야 하는가이다. 숨이 턱턱 막힐 정도의 운동을 해야 하는지, 심장박동이 200번 정도 뛸 때까지 운동을 해야 하는지에 관한 것인데, 이를 알기 위해서 연구된 방식이 있다. 자신의 최대 심장박동수를 아는 것이다. 젊고 건강한 사람 같으면 다단계검사를 통해서 자신의 최대심장박동수 (maximum heart rate)를 구하는 것이다. 혹은 간이 방법으로 정확도는 낮지만 220에서 자신의 연령을 빼면 나오는 숫자로 최대심장박동 수로 삼는 방식도 있다.

최대심장박동수가 구해지면, 자신의 운동수준에 따라서 몇 %를 적용할 것인지를 결정해서 자신의 운동심박수(exercise heart rate)를 구하고 그 정도가 적당한 운동수준이라고 생각하는 것이다.[41]

예를 들면 20대의 학생이라고 가정하고 가벼운 운동을 하여 50% 정도를 하겠다면 1분당 심박수가 100회까지가 적당한 것이며, 지방 을 태우고 휘트니스 운동을 하는 정도의 웨이트 훈련이라면 60%의 운동수준이고 1분당 심박수는 120회를 기준으로 하는 것이다.

카르보넨의 방정식(Karvonen's formula)을 이용해서 운동심박수를 구할 수도 있는데,

운동심박수 = 안정시 심장박동수 + 60~70%(최대심장박동수 - 안정시 심장박동수)

와 같이 구할 수 있다. 자신의 운동심박수를 알아서 심박수가 운동 심박수까지 이를 때까지를 한도로 운동을 하는 것이 좋다.

예를 들면, 20대의 학생이며, 평소 1분당 심장박동수가 70회 정도

41) 키스너, 콜비 지음, 강순희 외 29인 옮김, 『운동치료총론』, p.165, 영문출판사, 2005

라고 가정한다. 앞의 【그림62】에서 본다면 최대 심박수는 200회이 므로 거기서 안정시 심박수 70회를 빼면 130회이다. 130회의 60% 라고 하면 78회이므로 1분당 심박수 70회 + 78회 = 148회가 된다. 70%라고 가정하면 91회이므로 1분당 심박수 70회 + 91회 = 161회 가 된다. 따라서 148회~161회정도가 되도록 운동을 하는 것이 좋다 는 것이다.

운동기간(duration)은 일반적으로 최대심박수의 60~70%에 도달하 기 위해 서는 20~30분 정도 걸리게 되므로, 그 정도의 시간을 하는 것이 좋다. 다만 고강도의 운동인 경우에는 10~15분 정도가 좋고, 오랫동안 만성질환을 앓고 있는 경우에는 하루 5분씩 3회 정도 하 는 것이 좋다.[42]

운동 횟수(frequency)에 대해서 아직 가장 효과적인 횟수가 몇 번 이라고 나온 정보는 없는 실정이다. 즉 건강상태, 연령에 따라서 차 등을 두어서 하는 것이 좋으며, 최적의 훈련 횟수는 주당 3~4회 정 도가 좋다. 주당 2회는 심혈관계에 변화를 주기에는 부족하다. 다 만 노인, 회복기 환자에게는 주당 2회도 적당하다고 할 수 있다. 건 강한 사람은 주당 3회 정도 30~45분 정도 운동을 하면 1주에 2000 kcal를 소비하는 것이 되며 관상동맥질환을 예방하는 효과가 있는 것으로 나타났다.[43]

---

42) 키스너, 콜비 지음, 강순희 외 29인 옮김, 『운동치료총론』, p.165, 영문출판사, 2005
43) 키스너, 콜비 지음, 강순희 외 29인 옮김, 『운동치료총론』, pp.165-166, 영문출판 사, 2005

운동 형태(mode)는 다양하다. 대근육운동을 사용할지 어떤 근육을 사용하는 운동을 할지는 다양하다. 다만 훈련된 근육은 그 부위에 혈류량이 증가하고, 산화력도 커지는 것으로 나타난다. 혈류가 증가한다는 것은 미세순환 증가와 심박출량이 효율적으로 분배되고 있음을 보여주는 것이다. 따라서 운동의 형태는 개인의 숙련도, 환경상태를 고려해서 이뤄져야 하며, 다소의 경쟁심, 적극성이 있다면 더 효과적으로 운동이 일어날 것이다.[44]

3. 사상체질별 운동[45]

사상체질에 따라 운동을 추천해 주는 경우가 있는데, 이때는 체형, 성격과 기질, 운동의 속성을 알아서 이를 적절하게 연결해 주는 것이 필요하다.

태양인은 체형을 분석해 보면, 뇌추라고 해서 뒤통수, 목덜미가 발달하고, 허리부위가 약하다. 성격은 급박한 마음이 많다. 근골격계는 허리부위가 약해서 오래 서 있거나 걷기 힘들 수 있으며, 해역증상이라고 해서 상체는 건강한데, 하체가 힘이 없어서 무력한 증상이 있을 수 있다. 요즘 말로 하면 척추관협착증과 같은 증상으로 하

---

44) 키스너, 콜비 지음, 강순희 외 29인 옮김, 『운동치료총론』, pp.166, 영문출판사, 2005
45) 구체적인 운동에 대해서는 나정선, 고유선, 『운동하며 배우는 사상체질』(숙명여자대학교 출판국, 2003), pp.96-97을 참조하였음.

체의 힘이 부족할 수 있다. 따라서 운동은 복부, 하체, 허리를 강화시키는 운동이 적합하다. 윗몸일으키기, 뒷짐을 진 상태에서 앉았다 일어나기, 탁구, 골프, 훌라후프, 기마자세, 골반수축운동이 좋으며, 급박하고 독선적인 성격을 고려해서 팀워크가 필요한 운동(농구, 배구, 축구 등)도 고려해 볼 수 있다. 또 급한 성격을 누그러뜨릴 수 있는 요가, 기공, 호흡수련, 탭댄스도 괜찮고, 용천혈을 마사지 해 주어서 기운으로 아래로 내려가게 하는 것도 도움이 된다.

　소양인은 체형이 가슴부위가 발달하고, 엉덩이, 대퇴부위가 약할 수 있다. 성격은 두려워하는 마음이 많다. 운동은 하체를 보강하는 운동이 주를 이루는 것이 좋으므로, 기마자세, 똑바로 서서 팔을 허리에 대고 발 뒷꿈치를 들었다 내렸다 하는 것, 달리기, 걷기, 자전거타기, 재즈댄스, 체조, 훌라후프를 하는 것이 좋고, 뼈를 튼튼하게 하기 위해 기마자세나 걷기를 더욱 열심히 하는 것이 좋다. 단 운동을 할 때 지나친 경쟁심이나 승부욕을 피하도록 하는 것이 좋다.

　태음인은 체형이 허리가 발달하고 뇌추부위(뒷통수, 목덜미)가 약한 편이다. 성격은 겁이 많은 편이다. 태음인은 간, 소장기능이 발달해서 기운을 흡취하는 성질은 강하지만, 밖으로 내보내는 기능이 약한데, 이는 심폐기능이 약할수 있는 조건이 된다. 따라서 심폐기능을 강화하기 위해 유산소운동을 하는 것이 좋고, 무산소운동은 가급적 피하는 것이 좋다. 보명지주가 호산지기로서, 이는 기운을 밖으로 내보내는 것으로 대표적인 게 땀을 내보내는 것으로 평가할 수 있다. 호산지기가 잘 일어나는지를 땀의 배출이 잘 되는지로 보는 것이다. 운동으로는 등산, 사이클, 수영, 테니스, 농구 등 유산소운동을 하도록 하고, 풍욕(風浴)도 시간을 가지고 하면 폐, 피부를 강화할 수 있다. 태음인 중에서 비만하면서 단단한 살은 유연하게 하기 위해서 체조와 유산소운동을 병행하는 것도 좋다. 태음인 중에서 스트레칭이 부족하거나 목덜미 주위가 자꾸 뭉쳐서 눈이 피곤하고, 충혈되며, 안면이 붉은 사람들이 많은데, 이때는 수영, 어깨운동, 목 운동을 적절히 하고, 베개를 높이 베지 말도록 해야한다.

소음인은 체형이 엉덩이, 대퇴부가 발달하고 가슴부위가 빈약한 편이다. 즉 하체는 발달하는데, 상체가 약한 편이다. 성격은 불안정하고, 우유부단한 성격이다. 따라서 성격적으로는 어려서부터 자신감을 키우기 위해서 태권도, 검도, 낙법 같은 무예를 가르치는 것이 좋을 수 있다. 상체를 보강하거나 전신을 가볍게 순환시키는 차원의 운동이 좋으므로, 팔굽혀펴기, 철봉, 아령, 산책, 당구, 탁구, 크로스컨츄리, 스쿼시, 라켓볼 등이 좋다. 주의할 점은 과도한 운동은 기운이 빠지게 할 수 있다는 것을 명심하고 쉬면서 천천히 운동을 하도록 한다.

사상체질과 운동에 관한 논문 중 초등학교 6학년생 500명을 대상으로 하여, 체질은 설문지로 판정하고, 체질과 운동과의 상관성을 분석한 결과, 50m 달리기에서 소양인, 소음인, 태음인 순으로 잘 하는 것으로 나와서 50m 달리기와 같은 단거리 달리기의 순발력에서는 소양인, 소음인이 발달하고 태음인이 약한 편으로 나왔다. 윗몸 일으키기에서는 체질별 유의한 차이가 없었으며, 1000m 오래 달리기 및 걷기에서는 소음인, 소양인, 태음인 순으로 나왔으나 유의한 차이는 없었다.[46]

4. 음운동, 양운동

운동을 음양으로 구분하는 방법도 있다. 흔히 음적인 운동은 몸을 웅크리는 것을 말하고, 근력운동이라고 할 수 있고, 양적인 운동은 활짝 펴는 동작이 들어가는 운동 혹은 유산소운동이라고 할 수 있다.[47]

혹은 음적인 운동은 음경락을 자극하는 운동이라고 볼 수 있는데, 음경락은 경락의 명칭에서 음(陰)이라는 글자가 들어가는 것으로 태음, 궐음, 소음이 들어가는 경락이다. 양적인 운동은 양경락을 자극하는 운동이라고 볼 수 있는데, 양경락은 양(陽)자가 들어가는 경락이다. 음경락은 대체로 인체의 전면(앞)에 분포를 많이 하고, 팔 다리의 경우는 내측면에 분포를 많이 한다.

양경락은 대체로 인체의 후면(뒤)에 분포를 많이 하고, 팔 다리의

---

46) 한창렬, 『체질에 따른 초등학교 여학생의 기초체력 특성』, 경인교육대 교육대학원 석사학위논문, 2007
47) ibid.

경우는 외측면에 분포를 많이 한다.

예를 들면, 스트레칭을 하는데, 【그림63】와 같이 앞으로 숙이는 자세를 취한다면 음경락을 자극하게 되고, 이런 경우 소양인, 태양인에게 적합하다고 판단할 수 있다.

【그림64】은 독맥과 족태양방광경을 자극하는 운동으로 양성운동이라고 볼 수 있으며, 이 경우 태음인, 소음인에게 적합하다고 할 수 있다. 물론 운동을 하는 경우 독맥과 족태양방광경만 자극되지 않고 복부의 경락들도 자극을 받게 되긴 한다. 따라서 독립적으로 이것은 양성운동, 이것은 음성운동이라고 단정적으로 말하기 곤란하기도 하다. 하지만 어느 쪽에 자극이 많이 될까를 생각하면 양성운동인지

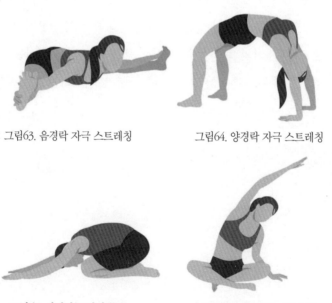

그림63. 음경락 자극 스트레칭   그림64. 양경락 자극 스트레칭

그림65. 심폐기능 강화운동   그림66. 소양경락 자극운동

음성운동인지를 판단할 수 있게 된다.

태양인, 소양인들은 음양운동 중에서 음성운동, 혹은 음경락을 자극하는 운동을 하면 도움이 될 것이다. 태음인, 소음인들은 양성운동, 혹은 양경락을 자극하는 운동을 하면 도움이 될 것이다. 아직까지 이에 대한 관련논문은 없는 편이므로, 이에 대한 객관적 자료가 확보되어야 할 것이다.

그 외에 무릎을 꿇고 절 하듯이 팔을 앞으로 쭈욱 뻗은 자세는 심폐기능을 강화하므로 태음인, 소음인에게 적합할 수 있으며【그림 65】, 옆구리를 스트레칭 하는 경우는 소양경락이 자극되므로 소양인에게 적합하다고 할 수 있다【그림66】.

운동은 음식과 마찬가지로 한 운동만 하면 안된다. 여러 가지 근육들이 있기에 이를 균형있게 풀어주고 자극하는 것이 중요하다. 다만 비율로 봐서 자신의 약한 부위, 약한 근육을 알고 있다면 이를 좀 더 보강한다는 차원의 운동이 필요하다는 식으로 이해하는 것이 좋다.

▣ 요약

- 유산소운동을 통해서 심혈관계, 근육계, 신경계, 호흡계, 대사계, 호르몬계 등을 변화시켜 우리 몸을 건강하게 한다.
- 운동을 할 때 고려할 사항으로는 운동강도, 운동기간, 운동횟수, 운동형태 등이 있다.
- 운동기간은 일반적으로 최대심박수의 60~70%에 도달하도록 하는 것이 좋고, 운동횟수는 건강상태 및 연령에 따라 다르다.
- 사상체질에 따라 권하는 운동이 다른데, 태양인과 소양인은 주로 하체 운동을 하도록 하고, 급한 성격을 누그러뜨리는 것이 좋으며, 태음인은 땀이 나도록 전신운동을 권하고, 소음인은 가볍게 땀이 나도록 전신운동을 가볍게 하는 것이 좋다.
- 음운동은 주로 소양인, 태양인에게 적합하고, 양운동은 태음인, 소음인에게 적합하다.

01. 운동기간(duration)을 정할 때 최대심박수의 몇%에 도달하게 하는 것
이 좋은가?

 ① 40~50% ② 50~60% ③ 60~70%

 ④ 70~80% ⑤ 80~90%

■ 정답 ·

 1) ③

12장
사상체질과
비만

비만(肥滿, obesity)은 요즘 우리사회에서 흔히 이야기되는 단어 중의 하나이다. 살찐 사람이 많아졌기 때문이다. 그렇다면 살이 찌면 모두 비만이라고 해야 하는가? 그렇지는 않다. 비만이란 체지방(body fat)의 과잉 축적을 말하는 것으로, 마른 사람이지만 비만인 경우도 있을 수 있다.

1. 표준체중과 비만도 측정

그러면 비만인지 아닌지를 어떻게 알아야 할까? 먼저 비만도를 알기 위해서 자신의 키에 맞는 적정체중 혹은 표준체중을 알아야 한다. 표준체중을 구하는 공식은 많이 있는데, 그중 서양인들은 신장(cm) - 100으로 보통 구한다. 가령 180cm의 키를 가진 사람이라면 80kg 정도가 표준체중이라고 본다. 그런데, 동양인들은 키가 서양인들보다는 작은 편이어서 가령 160cm의 키를 가진 사람에게 160 - 100으로 계산해 60kg이 표준체중이라고 말하면 약간 통통한 느낌이 든다. 그래서 동양인에게 적합하게 바꾼 것이 가츠라 Broca 방식으로서, 키(cm) - 100으로 계산한 것에 0.9를 곱해서 나온 체중을 표준체중으로 삼는 것이다. 그러니까, 앞에서 계산한 160cm의 키를 가진 사람은 60×0.9를 하여서 54kg 정도가 되어야 좋다는 것이다.

서순규 등 몇몇 사람들은 우리나라 사람들의 키와 몸무게를 측정하여 표준체중공식을 만들었는데, 남자는 0.57×신장(cm) - 37을 해서 구하고, 여자는 0.56×신장(cm) - 38을 통해서 구하는 것이다. 그런데, 실제로는 계산의 편리성 때문에 가츠라 Broca법을 더 사용하기도 한다.

이렇게 해서 표준체중을 알게 되면, (실제 체중 - 표준 체중) ÷ 표준체중 × 100을 하면서 표준체중보다 얼마나 초과되는지를 알 수 있는데, 10%까지를 보통 괜찮은 것으로 보고, 그 이상이 되면 과체중(10~20%), 비만(20% 이상)으로 분류한다.

다른 방법으로 체질량지수(BMI, Body Mass Index)를 구하는 방법이 있는데, 이것은 몸무게(kg)을 키(m)로 나누고, 다시 한 번 키(m)로 나누는 것이다. 예를 들면 몸무게가 70kg이고, 키가 170cm의 사람이 있다면, 70÷1.70÷1.70 = 24.2가 되는 것이다.

체질량지수에 대해서 18.5 미만이 나오면 저체중이라고 하고, 18.5 이상 24.9 이하가 나오면 정상체중이라고 하며, 25.0 이상 29.9 이하가 나오면 과체중, 30.0 이상 34.9 이하가 나오면 1도 비만, 35.0 이상 39.9 이하가 나오면 2도비만, 40 이상이 나오면 3도비만으로 본다.

그런데, 동양인들에게 29.9 이하까지를 과체중으로 삼으면 과체중이 너무 많고 비만이 적어지므로, 동양인들은 23까지가 좋고, 일본에서는 25 이상이면 비만, 중국에서는 28 이상이면 비만으로 정의를 하곤 한다.

2. 복부비만

어떤 사람들은 전체적으로 보면 살이 찐 것 같지 않은데, 유독 배만 볼록하게 튀어나온 사람이 있다. 이런 경우를 복부비만(central obesity, abdominal obesity)라고 한다. 복부비만은 심혈관질환과 밀접한 관계가 있다고 밝혀지고 있다.

그래서 흔히 서 있는 자세에서 속옷을 가볍게 입고 줄자를 이용해서 복부둘레를 재어 본다. 남자는 102cm 초과, 여자는 88cm 초과가 되면 복부비만이라고 한다. 허리와 엉덩이 둘레를 재어 보아서 허리둘레 나누기 엉덩이둘레를 하여 나오는 숫자가 남자는 0.9 초과, 여자는 0.85 초과가 되면 복부비만이라고 한다.

복부비만은 내장에 기름기가 많이 끼었다는 것이기 때문에 그만큼 심장을 비롯한 혈관들에도 기름기가 많이 끼어 있을 수 있고 따라서 동맥경화에 의한 혈관폐쇄가 쉽게 일어날 가능성이 높아진다는 것이다.

3. 세계 비만 인구

아래【그림67】은 1975년의 세계인구에 대한 비만도를 그림으로 표시한 것이다. BMI를 기준으로 할 때 아프리카, 중국, 한국은 정상이었고, 그 외 지역에서는 다소 증가하지만 BMI 25 정도를 보였다. 그 후【그림68】는 2014년 세계인구에 대한 비만도를 표시한 것인데, 아프리카 일부지역과 인도가 정상으로 보이며, 중국, 한국이 BMI 25 정도로 보이는데 비해 러시아, 호주, 캐나다, 미국으로 가면서 BMI 30 이상으로 증가되고 있다.

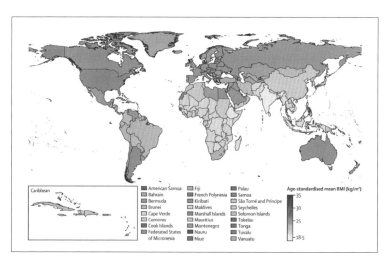

그림67. 1975년 세계 비만 유병률

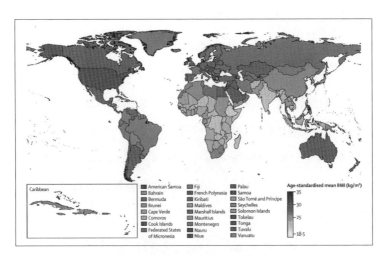

그림68. 2014년 세계 비만 유병률

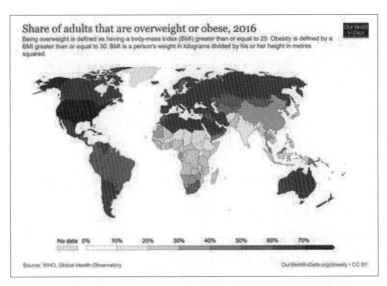

그림69. 2016년 전세계 과체중(BMI 25 이상) 및 비만인구(BMI 30 이상) 비율

전세계적으로 2017년 470만 명의 인구가 비만과 관련되어 사망을 하였으며, 사망의 주요한 유발원인이 된다.

전세계적으로 1990년대에는 4.5%가 비만으로 사망하였는데 반해, 2017년에는 비만으로 인한 사망이 8%로 증가되었다. 전세계 성인인구의 13%가 비만이며, 성인인구의 39%가 과체중이다. 아이나 청소년중에서 20% 정도가 과체중이다. 비만은 에너지의 섭취(흡수)와 소비의 균형에 의해서 결정되며, 칼로리가 쉽게 얻을 수 있는 상황이 되면서 비만의 비율은 증가하고 있다.

4. 사상체질과 비만

에너지 섭취가 전세계적으로 늘었다는 것도 문제이지만, 사람에 따라서 어떤 사람은 비만이 되고 어떤 사람은 비만이 되지 않는 것에는 개인적 차원의 특이성이 있다.

그럼 개인의 특이성을 알려주는 사상체질과 비만은 어떤 관계가 있을까?

이제마선생은 그의 저서『동의수세보원』에서 대체로 태음인들이 체격이 좋다고 하였으며, 간이나 소장기능이 뛰어나고 폐, 위완기능이 약해서 소화, 흡수가 잘 되는 반면 순환이나 배설이 약할 수 있다고 하여 태음인이 비만이 될가능성이 높음을 지적하였다.

최근 연구에서도 보통, 사상체질별 인구비율을 보면, 태음인이 50%, 소양인이 30%, 소음인이 20%를 차지하고 태양인이 0.1% 정도를 차지한다고 보았다.

그런데, 비만한 환자들 중에서 보면, 태음인이 70% 정도 소양인이 27% 정도, 소음인이 3% 정도를 차지함을 알 수 있다. 비만에 대해서 치료를 받으려고 하는 사람 중에는 태음인이 더 높다고 할 수 있다.

그렇다면 왜 태음인에게 비만이 잘 생기는 것일까?

칼로리의 대사를 섭취와 소비로 나눠 보면, 태양인은 칼로리의 섭취가 적은 반면, 소비를 많이 한다. 따라서 태양인은 크게 비만이 되지 않고 마른 편이다. 소양인은 칼로리 섭취가 많으면서 소비도 많이 하기 때문에 적당한 체격을 갖는다. 태음인은 칼로리의 섭취가 많은 반면 운동이나 움직이기 싫어하는 특성과, 폐, 위완의 배설기능이 약한 측면으로 소비가 적어서 비만이 될 가능성이 높은 것이다. 소음인은 칼로리의 섭취가 적으면서 소비도 적게 함으로써 비만은 적은 편이다.

따라서 본인이 태음인이라면 체중조절에 신경을 써서 비만이 되지 않도록 관리를 하는 자세가 필요하다.

5. 사상체질별 비만원인과 치료방법

1) 태음인

비만이 가장 많은 태음인은 식사를 불규칙하게 하거나 때를 거르거나, 폭식을 하는 등 무절제한 식습관과 운동을 싫어하는 마음, 폐,

위완의 배설기능의 약화로 비만이 되기 싶다. 이를 해결하기 위한 대책으로 운동이나 목욕으로 순환을 촉진하고, 섬유질이 많이 든 음식위주로 식단을 짠다. 정신적 긴장이나 스트레스를 완화하도록 한다. 또 식사속도를 천천히 하도록 한다. 태음인은 소화, 흡수속도가 대단히 빠른 편이므로 천천히 꼭꼭 씹어 먹는 습관이 필요하다.

평소에 먹을 수 있는 차로는 율무차와 칡차가 있는데, 율무차는 태음인 중에서 물살이 많고 피부가 희고, 소변이 맑은 편이거나 추위를 잘 타며, 대변이 무른 태음인이 먹는 게 좋다. 칡차는 열을 내릴 수 있으므로, 갈증이 많고 피부가 거칠거나 얼굴색이 붉은 색, 황색이 많은 편이고, 대변이 된 편이거나 열을 많이 타는 태음인이 먹으면 좋다.

평소, 폐, 위완의 배설기능, 순환기능을 좋게 하려면 마른 밤, 도라지, 오미자를 이용해서 차처럼 끓여 마시는 것도 도움이 된다.

처방으로는 태음조위탕, 조위승청탕, 갈근해기탕 등을 사용할 수 있다.

2) 소양인

소양인 중 비만이 되는 사람들은 체내에 열이 많아서 순환이 좋지 않아서 생기는 경우가 많다. 즉 칼로리 섭취가 많고 배설, 소비가 많으면 비만이 되지 않는데, 체외로 배설이 잘 되지 않으면 비만이 되는 것이다. 태음인들은 비만이 잘 되는 편이지만, 소양인들이 비만이 된 정도라면 다른 질병들도 발생할 가능성이 높다고 생각하면 된다.

대책은 서늘한 음식을 주로 먹어서 몸에 서늘한 기운이 생기도록 하고, 열을 제거하도록 한다. 마음의 평화를 갖도록 하는데, 종교가 있는 경우 더 도움이 될 수도 있다. 급박한 마음, 두려운 마음이 소양인에게 잘 생길 수 있으므로 이를 가라앉히도록 하는 마음 수양이 먼저가 되어야 할 것이다.

평소 먹어서 도움이 되는 차로는 구기자차, 산수유차, 결명자차, 녹차가 있다. 구기자, 산수유는 간과 신을 도와주는 차로서 몸에 진액과 수분성분을 많이 보충해 줄 수 있어 화($火$)가 생기는 것을 방지해 줄 수 있다. 결명자는 간에 생기는 열을 내려 줄 수 있고, 녹차도 몸을 서늘하게 해 준다.

운동이나 체조는 기공, 명상, 낚시, 참선 같은 것을 하면 마음이 평온해져서 도움이 된다. 처방으로는 양격산화탕, 독활지황탕, 형방도적산 등을 사용한다.

3) 소음인

소음인의 경우는 크게 비만이 되지 않지만, 비만이 된 경우라면 소양인과 반대로서, 몸이 너무 차가와져서 순환장애가 심해진 것으로 본다. 혹은 기운이 너무 허해서 순환장애가 생기기도 한다. 그래서 노폐물이 축적되고 지방이 축적되는 것으로 본다.

대책으로는 몸을 따뜻하게 하며, 대변과 소변이 순조롭게 나갈 수 있도록 한다.

평소 도움이 되는 차로는 둥글레차, 생강차, 대추차, 꿀차, 인삼차, 홍삼차 등 성질이 따뜻한 것을 먹는 게 도움이 된다. 평소 추위를 잘 타고 손끝, 발끝이 시리다고 하는 경우도 이러한 차를 평소 복용해 두면 좋다.

소음인 중에서 변비가 있다고 하는 사람이 있다. 소음인은 평소에 대변을 하루 한번 꼬박꼬박 잘 보는 경우도 있지만 2~3일에 한 번씩 보는 경우도 있기 때문에 굳이 하루 한번을 고집할 필요는 없다. 만약 변비로 고생을 한다면 아침 식사를 잘 하는지 확인할 필요가 있다. 아침식사를 하게 되면 비만 예방에도 도움이 되고, 장운동을 촉진해서 변비를 막을 수 있다.

처방으로는 십이미관중탕, 향사육군자탕 등을 사용할 수 있다.

4) 태양인

태양인은 비만이 오는 경우가 상당히 드문 편이다. 비만이 되었다면 원인은 정신적으로 우월한 마음, 독선적 마음, 급박한 마음 등 정신적인 부분이 선행되어서 나타난다고 생각된다. 따라서 이를 해결하는 대책도 정신적 수양이 급선무가 될 것이다. 정신적 수양이 이루어진 뒤에 약을 쓰게 된다. 정신적 수양은 마음을 평안히 닦고, 깊은 슬픔을 경계하며, 화를 내는 것을 멀리 해야 하는 것이다. 음식은 기름기 많은 음식을 피해야 하고, 해산물이나 채소류를 즐겨 먹는 것이 좋다.

평소 먹으면 좋은 차로는 오가피차, 솔잎차, 다래차 등을 먹고, 미강(米糠)이라고 해서 쌀을 도정하는 과정에서 나오는 쌀의 외피를 죽에 타서 먹으면 소화불량에 도움이 된다. 처방으로는 오가피장척탕과 미후등식장탕을 활용할수 있다.

심각한 비만인 경우에는 체질에 맞는 음식을 적극적으로 먹고, 해로운 음식을 피하도록 하며, 전체적으로 먹는 식사량은 평소보다 20% 정도 줄여서 먹는 것이 좋다. 갑작스럽게 먹는 것을 줄여서 다이어트를 하게 되면, 지방이 빠지지 않고 근육이 빠지거나 근육 속의 수분이 빠져서 체중은 줄어들지만 요요현상이 생기는 등 부작용이 생긴다. 흔히 다이어트를 광고하는 곳에서 1주일에 몇 kg을 뺐다고 홍보를 하곤 하는데, 적절한 정도는 한 달에 2~4kg 정도를 빼는 게 적당하다. 무리한 다이어트는 탈모, 호르몬불균형, 생리불순 등이 나타나므로 몸을 망치는 결과를 초래하기도 한다.

6. 한방 비만치료

한방에서 주로 사용하는 다이어트 방법은 한약을 비롯해서 식욕이 너무 지나칠 때, 귀에다 침을 맞아서 식욕을 조절하기도 한다. 이 침은 프랑스에서 개발되어서 전 세계적으로 많이 사용하고 있는데, 피부침, 비만침, 금연침, 금주침 등에 주로 사용되고 있다. 비만침은 식욕을 억제하고, 내분비조절, 정신안정 등의 효과를 볼 수 있는 혈자리에 침을 꽂게 된다. 혹은 아로마 오일을 이용해서 정신을 맑게

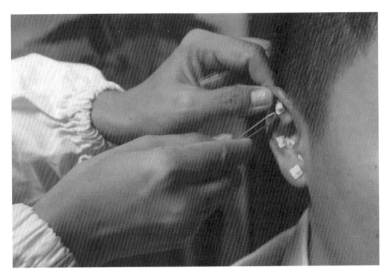

그림70. 이침

하고, 오일을 이용한 등이나 복부 마사지를 하는 경우도 있다. 복부나 특정 부위의 비만인 경우에는 긴 침을 이용해서 비스듬히 찔러놓고 전침을 이용해서 자극을 하는 경우도 있다.

7. 비만관리를 위한 생활습관

생활 속에서 적정 체중을 유지하기 위해서 주의할 점으로는

① 식사 시간을 여유롭게 가지고 천천히 꼭꼭 씹어 먹는다.

② 식사할 때 텔레비전을 보지 않도록 한다.

③ 식후에 눕지 않는다. 가벼운 산책도 좋다.

④ 탄산음료나 밀가루 음식을 적게 먹는다.

⑤ 식사 시간을 규칙적으로 하고, 식사량을 일정하게 한다.

⑥ 간식을 먹지 않는다.

⑦ 너무 늦게 자지 않도록 한다. 가능한 12시를 넘기지 말도록
　 한다.

　 종합하면 비만은 에너지 섭취와 소비의 균형이 깨진 상태로서, 섭
취가 소비보다 높은 편이다. 사람의 체질에 따라서 흡수 및 축적되
는 비율이 다르므로 체질을 알고 생활습관, 운동법, 식이, 약물 등의
방법을 통해 비만을 탈피하고 적정 체중을 유지하도록 한다.

▣ 요약

- 비만이란 지방의 과잉축적을 말하며, 기본적 병태생리는 에너지 섭취·소비 균형의 이상이다.
- 비만은 치료해야 할 질병이며, 단순한 체지방 축적의 병태 뿐 아니라, 심혈관질환에 의한 사망률 증가에 대한 대책면에서 중요하다.
- 비만을 측정하기 위해서 체질량지수(BMI)를 널리 이용하며, 몸무게 (kg)/[키(m)의 제곱]으로 구하는데, BMI가 25 이상이면 비만으로 판정한다. 체질량지수가 27이상이면 고혈압, 당뇨병 등의 위험이 증가하고, 30 이상이면 동맥경화성 질환이 많다.
- 사상체질별로는 태음인에서 비만이 많이 보이며, 태음인에서는 무절제한 식습관이나 움직이기 싫어하는 특징이 있다. 율무차나 칡차가 좋고, 태음조위탕, 조위승청탕, 갈근해기탕 등이 사용된다.
- 소양인의 경우는 과도한 체내의 열로 인해 생기는 경우가 많으며, 구기자차, 산수유차, 결명자차, 녹차 등이 좋으며, 양격산화탕, 독활지황탕, 형방도적산 등이 사용된다.
- 소음인의 경우는 몸이 차서 순환장애로 생기는 경우가 많으며, 둥글레차, 생강차, 대추차, 꿀차, 인삼차, 홍삼차 등이 도움이 되며, 십이미관중탕, 향사육군자탕 등이 사용된다.
- 태양인의 경우는 별로 비만이 되는 경우는 없으나, 오가피차, 솔잎차, 다래차 등이 좋으며, 오가피장척탕, 미후등식장탕이 주로 사용된다.

01. 몸무게 80kg, 키가 170cm인 사람의 체질량지수(BMI)는 얼마인가?

    ① 25.7   ② 26.7   ③ 27.7   ④ 28.7   ⑤ 29.7

02. 자신의 몸무게는 (   )kg, 키는 (   )m이다. 따라서 자신의 BMI는 얼마인지 계산해 보시오. (kg/m2)

□ 정답 ·

    1) ③

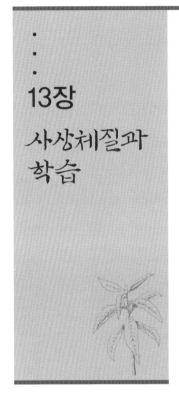

13장
사상체질과
학습

1. 좋은 머리는 태어나는가?

1980년 미국에서 '후손 선택을 위한 저장고'라는 일명 천재 프로젝트가 있었다. 즉 노벨상 수상자의 정자만 기증을 받아서 160명 이상의 여성에게 제공을 하였고, 1999년까지 19년 동안 시험관 아기 등의 방법으로 217명이 태어났다. 4년 동

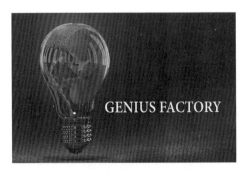

그림71. 천재공장(CBC 다큐멘터리 그림)

안 데이비드 플로츠가 추적한 결과 좋은 머리를 가진 영특한 사람들은 나타나지 않았고, '천재 프로젝트'는 실패로 끝났다.[48]

2. IQ와 학습

IQ가 높으면 흔히 머리가 좋다고 하는데, 학습과는 어떤 관계가 있을까? IQ가 높은 사람 중 어려운 문제를 잘 푸는 경우가 매스컴에 보도되면 과연 IQ가 높아야 공부를 잘 할 수 있다고 생각한다. 그렇지만 실제, IQ 100 부근(85~114) 정도이면 학습에는 아무 문제가 없고 오히려 학습하는 방법, 심리적 안정감, 집중력이 더욱 중요한 요

표35. IQ 수준에 대한 참고 차트

An example of a general IQ reference chart	
I.Q. Range(15SD)	Intelligence Classification
1-24	Profound Mental Retardation
25-39	Severe Mental Retardation
40-54	Moderate Mental Retardation
55-69	Mild Mental Retardation
70-84	Borderline Mental Retardation
85-114	Average Intelligence
115-129	Bright
130-144	Moderately Gifted
145-159	Highly Gifted
160-175	Exceptionally Gifted
Over 175	Profoundly Gifted

---

48) 데이비드 플로츠, 『천재공장』, 북@북스, 2005 참고

소임이 드러났다.

3. 공부 잘하는 법

공부에는 왕도가 없다고 한다. 하지만 자신에게 유용한 공부방법을 알고 여기에 맞게 공부를 한다면 좋은 성적을 올릴 수 있다. 일반적인 공부 잘 하는 법을 소개하면 아래와 같다.[49]

① 하고자 하는 의욕은 훌륭한 효과를 내는 첫 번째 단계다.
② 날마다 조금씩 하는 공부가 벼락치기 공부를 능가한다.
③ 뇌는 적절한 시간이 주어질 때 가장 큰 효과를 발휘한다. 일찍 시작해서 뇌에 시간적 여유를 줘라.
④ 우리의 두뇌는 잘 잊는다. 따라서 반복 학습이 필요하다.
⑤ 수업 시간에 무슨 공부를 할 것인지 잘 알고 가라.
⑥ 수업 시간에 '잘 듣는 것'은 공부의 가장 기본이자 주요한 학습 기술이다.
⑦ 정확하고 믿을 만한 노트 필기는 좋은 학습 토대가 된다.
⑧ 필기를 할 때 각각의 아이디어를 구분하여 따로 지정하라.
⑨ 자신이 한 필기를 최소한 5일동안 날마다 검토한다.
⑩ 세부 사항을 익히기 위해 스터디 카드를 사용한다.
⑪ 교과서는 참고서를 보기 전에, 무엇을 읽는 것인지에 관해 먼

---

49) 정찬호, 『공부 못하는 병 고칠 수 있다』(이미지박스, 2009), p.136에서 인용

저 파악한다.

⑫ 각 과목에 날마다 일정 시간을 투여한다.

⑬ 일일, 주간 계획서를 기록하고 유지한다.

⑭ 특정한 하루, 일주일에 너무 많은 할 일을 계획하지 말라.

4. 기억

누구나 기억을 잘 하면 좋겠다고 생각한다. 공부하는 사람들은 한 번 들은 것을 척척 기억해서 며칠이 지나서 기억해 낼 수 있으면 얼마나 좋을까 생각한다. 어떤 사람들은 모든 것은 머릿속에 기억이 되는데, 이를 꺼내는 것이 힘들어서 문제이지 누구나 기억은 한다고 말한다.

【그림72】에 들어있는 것들을 30초간 유심히 쳐다보고서 30초 뒤에 세 글자로 된 단어나 숫자를 외워보라고 하자. 그러면 틀림없이 397은 외우는 경우가 많고, 영어단어는 기억하기가 쉽지 않다. 단어들은 전부 자음으로만 되어 있어서 기억하기 힘들다. 그리고 영어

RUW
TYC
GTL
PZB
397
BXF
NHJ

그림72. 30초간 기억할 글상자

단어 중간에 있는 숫자는 눈에 잘 띄게 되어 기억에 오래 남게 된다. 이러한 효과를 폰 레스토프 효과(Von Restoff effect)라고 한다.[50]

사람들은 많은 것을 기억하고 싶어 한다. 그렇지만 망각이라는 것이 없으면 아마도 우리 머리는 복잡한 신경망들이 뒤섞여서 폭발해 버리지 않을까 염려된다. 경우에 따라서 슬픈 기억은 좀 지워지는 게 좋을지도 모른다. 하지만, 공부하는 사람들은 하나라도 잘 머리에 떠오르기를 바란다. 사람들은 짧은 시간에 몇 개 정도를 기억해 낼까? 치매검사를 할 때 보통 3개의 단어를 얘기해 준다. 환자에게 가령 '사과, 배, 나무'를 기억하세요. 그리고 5분 정도 지나서 기억해서 말해 보라고 한다. 심각한 분들은 전혀 기억을 하지 못하는 경우가 많다. 보통 사람들은 단기간에 5~9개 정도를 기억한다고 한다. 중간 숫자가 7개여서 '신비의 7'이라고 하기도 한다.[51] 정보를 성공적으로 기억하고 유지하기 위해서 얼마의 시간이 필요할까? 공부할 때는 보통 복습에 공부시간의 40%를 투자하는 게 좋고, 새로 공부한 내용은 며칠간 15~25분 정도 연습을 하는 게 좋다고 한다.

어떤 사람은 영어선생님이 좋아서 영어공부를 잘 하게 되고 미리 예습도 하게 되어서 나중에 영어를 잘 하게 되었다고 한다. 프로이드가 말하듯, '동기, 열의 및 감정은 두뇌 기능에 중요한 역할'을 하는 것이다. 공부를 잘 하기 위해서는 그 과목을 사랑하건, 그 과목의 선생님을 좋아하던지 그래야 두뇌도 기억을 잘 하는 것이다.

---

50) 정찬호, 『공부 못하는 병 고칠 수 있다』(이미지박스, 2009), p.147-148에서 인용
51) 정찬호, 『공부 못하는 병 고칠 수 있다』, pp.147-148

어떤 학생이 어제 100가지를 공부했는데, 다음 날 20가지 밖에 기억이 안 난다고 걱정을 하고 자신의 두뇌가 나쁜가 보다고 말을 하는데, 사실은 20% 정도 기억하는 게 정상이다. 따라서 곧 이어서 복습을 시작하고 지속적으로 반복하는 게 필요한 것이다.

공부를 하다 보면 어떤 학생들은 연습장에 빼곡히 단어를 적으면서 단어를 외우는 경우가 있다. 그런데 그렇게 하는 것보다 연습장에 그 단어에서 풍기는 연상을 그림으로 그리고 단어를 외는 게 훨씬 잘 외어진다. 좌뇌와 우뇌를 적절하게 결합해서 외우기를 하면 보다 쉽게 외어진다. 어떤 사람은 pond가 연못이라는 뜻인데, pond 옆에 '퐁당'이라고 쓰고 연못에 오리가 잠수하는 그림을 그렸더니 바로 외워지고 오랫동안 기억에 남더라고 한다.

우리는 많은 강의를 듣게 되는데, 얼마나 집중을 할 수 있을까? 유치원생들은 3~5분 정도 집중을 했다가는 다시 산만해지곤 한다. 대학생들도 길면 40~50분 되겠지만, 평균 10~30분 정도라고 한다. 따라서 20분 이상 정신을 집중하는 것은 쉽지 않다. 강의하는 교수님들은 20분마다 우스갯소리로 주의를 환기시키거나 학생들은 20분마다 정신을 바짝 차리는 연습을 해야 하겠다.

기억에 관해서 현재의 과학이 밝혀 놓은 입장은 기억이 확고히 되는 것은 신경회로(망)들이 밀접하게 연결되어 견고해지는 것이고, 그래서 신속하게 기억을 할 수 있다고 생각한다. 치매에 걸린 분들은 이러한 연결이 느슨해지거나 단절된다고 생각한다. 따라서 노래를 하거나 즐거운 기억을 하거나, 숫자 더하기 빼기를 하는 것 등 머리를 쓰는 여러 가지 노력들이 기억력을 증가시킬 수 있는 것이다.

우리는 기억을 할 때, 그림, 단어, 숫자 순으로 기억을 한다고 한다. 가능하면 단어를 외울 때 그림을 옆에 그려 놓고 연상해서 연결하는 것은 기억을 오래가게 할 것이다. 또한 효과적인 기억은 자신이 현재 알고 있는 지식들과 새로운 지식을 엮어서 새로운 관계를 만드는 노력을 통해서 이뤄진다.

기억에는 크게 2가지가 있는데, 단기기억(short term memory)과 장기기억(long term memory)이다. 잠깐 전화번호를 알려줘서 전화를 걸고 나서 기록해 두지 않으면 잊어버리는 정도가 단기기억이라고 할 수 있다. 장기기억은 몇 십 년 전 과거의 기억을 회상해 낼 정도의 기억이다. 그런데 대개 치매환자들은 장기기억은 남아있는데, 단기기억에 문제가 생기는 경우가 많다.

단기기억은 새로운 신경회로(망)가 연결을 해야 하는데, 이것에 문제가 있기 때문이다. 단기기억에서 장기기억으로 넘어가는데 해

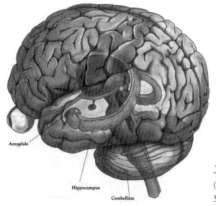

그림73. 해마(hippocampus)
(출처: 제리 W. 루디, 『해마 지수와 에피소드 기억』)

마(hippocampus)라는 부분이 필수적으로 관여한다. 해마가 손상을 받으면 장기기억으로 옮아가지 못하여 계속 정보를 알려줘야 하는 문제가 생기는 것이다.

그러면 우리는 얼마나 빠른 속도로 망각을 하는 것일까?

19세기 독일의 심리학자 어빙하우스가 조사한 바로는, 20분 후에 42퍼센트를 망각하고, 60분 후에 56퍼센트를 망각하고, 9시간 후에 64퍼센트를 망각한다는 것이다.[52]

5. 효과적인 기억법

기억을 잘 하기 위해서 사용하는 심상(image)이 있다. 가령 지우개와 연필이 있다고 생각한다. 지우개와 연필을 개별적으로 있다고 기억하는 경우가 있고, 뾰족한 연필이 지우개에 꽂혀 있다고 생각하는 경우도 있다. 어쨌거나 2개의 사물을 기억해야 할 경우에는 2가지가 서로 뭔가를 하고 있다고 생각하는 경우가 외우기 쉽다. 여기에 동영상 과정을 씌우면 더 인상에 많이 남는데, 가령 지우개가 연필을 지워 없애고 있는 장면을 떠 올리거나 지우개와 연필이 만나서 결혼을 해서 연필모양을 한 지우개가 태어난 장면을 떠올리면 아마도 평생 기억에 남을 정도로 인상에 남을 것이다.

효과적인 기억법을 알아 두는 것은 시험에 대비해서도 도움이 된다. 수많은 단어들을 외어야 하는 것은 누구나 잘 못하는 것이다. 그

---

52) 정찬호, 『공부 못하는 병 고칠 수 있다』에서 인용

런데, 그런 경우 첫 글자를 이용해서 문장을 만들고 거기에 동영상 같은 이야깃거리를 만들면 잘 기억할 수 있다.

예를 들면, 한의과대학에서 배우는 본초(한약)의 소속을 외우는 경우, 발산풍한약이라고 해서 풍한을 떨쳐 버리는 한약에는 마황, 계지, 소엽, 형개, 강활, 백지, 방풍, 고본, 신이, 세신, 생강, 향유, 총백, 창이자가 있다. 기억력이 사람은 쓱 보고 외우겠지만, 기억보다 이해를 좋아하는 학생은 잘 기억이 되지 않는다. 이런 경우 '마개소(말, 개, 소)가 형광등을 가지고 백방으로 고신대학을 찾아봤지만 세생에 장총(창총)을 겨냥(향)하더라'고 외우고 마개소를 마황, 계지, 소엽, 형광등을 형개, 강활, 백방을 백지, 방풍으로, 고신을 고본, 신이로, 세생을 세신, 생강으로, 창총을 창이자, 총백으로, 향을 향유로 외우면 다 외울 수 있을 것이다. 하지만 그 주문 같은 문장을 외워야 하는 문제가 생기기는 한다.

만약 다른 학생이 이렇게 암기문을 만들 수도 있다. '소형 마개(계)를 가진 강백호가 방구(고)를 신이 나서 뀌니 세상(생)에 그 향이 가스 총 백장(창)을 쏜 것 같다'고 외울 수도 있겠다. 이런 경우 약간 지저분하고 괴이한 장면을 넣어야 기억에 오래가는 법이니 아까 방법보다 좋을 수도 있겠다.

혹은 목차를 먼저 이해하고 공부하는 것도 도움이 된다. 해표약에는 발산풍한약과 발산풍열약이 있다는 목차를 알고 이해해서 기억해 나가는 방법도 좋다.

시험 전날 너무 늦게까지 공부하면 시험에 도움이 안 되고 더욱 헷갈리는 경우가 있다. 잠을 푹 자는 것은 기억에 도움이 되는데, 멜라토닌은 새벽 2시에 분비가 되면서 스트레스를 없애고 면역력을 향상시키므로 12시를 넘기지 않는 것이 좋다.

공부를 할 때 브레인스토밍을 하는 것도 좋은 학습법이다. 최근에는 초등학교나 유치원에서도 브레인스토밍을 해서 공부를 하곤 할 정도로 보편화되어 있다. 브레인스토밍을 도와주는 소프트웨어가 나올 정도이다.

6. 학습에 도움이 되는 영양식품

영양도 중요하다. 학습에 도움을 줄 수 있는 것들에는 어떤 것이 있을까? 제일 중요한 시험에 당일 아침 식사를 하지 않고 시험을 보는 학생들이 있는데, 이는 본인한테 굉장히 손해이다. 10시~11시경이 되면 아침 식사를 한 학생들은 두뇌에 포도당이 제공되어 머리를 사용하는 데 도움이 되지만 아침을 거른 학생은 포도당이 공급되지 않아서 두뇌 활용이 떨어지게 되는 것이다.

공부할 때도 평소에 아침을 먹는 습관을 들이는 것이 도움이 된다. 칼슘은 집중력을 높이기는 하지만 칼슘제제보다 우유나 멸치, 뼈가 들어간 것을 먹는 게 좋다. 우리 학생들은 아침에 우유를 마시는 일이 많은데 우유를 먹으면 카제인 성분 때문에 마음이 안정되어 졸음이 올 수 있다. 따라서 우유는 잠을 잘 때 도움이 되기도 한다. 살이 찐 학생이라면 저지방 우유가 좋은 편이다.

위장을 튼튼하게 하는데, 콩, 두부, 감자, 귤, 녹황색 채소가 좋고, 기억력을 좋게 하는데, 옥수수나 연근이 좋다. 결명자는 간의 열을 내려 눈의 피로를 적게 하고, 구기자는 간과 신을 도와서 역시 눈의 피로나 두뇌활동을 도와준다. 된장, 겨자, 시금치, 파는 철분이 많은 음식으로 좋고, 미역, 김, 다시마, 해조류는 무기질이 풍부하고, 피를 맑게 한다. 차를 마실 경우에는 커피보다 장을 튼튼하게 하는 매실차와 피로회복에 좋은 녹차를 마시는 게 좋다.

7. 사상체질별 학습법

1) 태양인

태양인은 직관력이 좋아서 전체적인 조망을 잘 한다. 일단 체계를 확립하고 공부하는 편이지만, 끈기가 부족할 수 있다. 일정량씩 해나가도록 도와주는 것이 좋고, 마무리가 힘들 수 있으므로 마무리를 잘 할 수 있도록 확인해 주는 것이 좋다.

2) 소양인

소양인은 눈치가 빠르고 순간 암기력이 뛰어나다. 낯선 것에도 잘 뛰어 들기에, 어려운 문제를 만나도 당황하는 것이 적은 편이다. 순발력, 집중력이 뛰어나지만 끈기는 부족한 편이다. 꾸준하게 할 수 있도록 연습을 하는 것도 필요하다.

3) 태음인

태음인은 꾸준하게 집중하는 것은 잘 하지만, 여러 가지에 관심이 많아서 주의가 분산되기도 한다. 또 새로운 것을 시작할 때 준비단계가 많아서 선뜻 들어가기 힘들어 한다. 공부를 하는 스타일이 차곡차곡을 좋아해서 확실하지 않으면 진도를 나가지 않으려고 하니 여러 유형의 문제를 다루도록 하면서 전진하도록 지도해 주는 게 좋다. 호기심이 많은 편이니 이것을 관찰, 탐험, 학습과 연결하면 도움이 되기도 한다.

4) 소음인

소음인은 한 가지에 깊이 푸욱 빠져서 공부하기를 좋아하지만, 공부 폭이 좁을 수도 있으니, 이를 지도해 주면 좋다. 원리원칙에 충실하고, 원칙이 흔들리거나 실패하면 자신감을 잃기도 하고 당황스러워한다. 논리적으로 설명을 해 주고, 칭찬과 격려를 해 주도록 한다.

8. 사상체질별 학습에 도움을 주는 처방

1) 태양인

태양인은 오가피장척탕과 미후등식장탕이 있고, 오가피장척탕은 일체의 외감질환, 스트레스에 다용하고, 미후등식장탕은 일체의 내상질환에 사용한다. 태양인은 배려하는 마음, 준비하는 자세, 남의 의견을 듣는 자세가 필요하다.

2) 소양인

소양인은 구기자차, 결명자차가 좋고, 독활지황탕이 좋다. 성급하게 이루려고 하다가 실수를 하기 쉬우므로 주의를 필요로 한다. 화를 조절하는 마음가짐이 필요하며, 남이 알려주는 것을 간섭이나 참견이라고 생각하는 경향도 있다.

3) 태음인

태음인은 율무차, 칡차, 오미자차 등이 좋고, 청심연자탕을 많이 사용한다. 흡수력이 좋아서, 공부건 뭐건 닥치는 대로 하곤 한다. 호기심이 많으므로 잘 키워 줄 필요가 있다. 성격이 과묵하고, 책임감이 강해서 부모의 기대를 맞추려고 노력하다 과중한 스트레스를 표현하지 못한 채 자포자기하기도 한다. 스트레스를 적절하게 풀 수 있도록 대화를 유도할 필요가 있다.

4) 소음인

소음인은 평소 인삼차, 생강차, 대추차, 꿀차, 계피차 등이 좋고, 처방으로는 곽향정기산, 향사양위탕, 보중익기탕 등이 좋다. 환경이 안정되는 것이 중요하고, 대우에 대한 일관성이 있어야 한다. 적절한 칭찬과 격려가 필요하다. 실패 했을 때에도 너무 낙망하지 않도록 '실패는 성공의 어머니'라는 가르침을 준다. 상당히 논리적이기 때문에 '왜'라는 질문에 잘 응대해 주는 것이 좋다.

총괄하자면 기억을 증진시키는 좋은 공부 방법을 살펴보고, 자신의 체질을 알아서 체질에 따른 학습방법을 생각해 볼 수 있으며, 자신에 맞는 학습법이 학습능력향상으로 이어질 수 있다. 또한 체질별 음식과 건강 상태를 유지하기 위한 노력이 학습에 도움을 준다.

▣ 요약

- 태양인이나 소양인은 전체적인 조망을 잘 하는 편이며, 끈기가 부족한 편이다.
- 태음인은 집중력이 좋고, 차근차근 해 나가기를 좋아한다. 다만, 다양한 문제를 보여주고, 전체적인 조망을 할 수 있도록 해 주면 좋다.
- 소음인은 한가지에 몰두하기를 좋아하지만 좁은 범위에 빠질 수도 있다. 논리적인 것을 좋아하며, 칭찬과 격려가 도움이 된다.
- 태양인은 오가피장척탕, 미후등식장탕을 주로 사용하며, 배려하는 마음, 준비하는 자세, 남의 의견을 듣는 자세가 필요하다.
- 소양인은 구기자차, 결명자차, 독활지황탕 등이 좋으며, 성급함을 조절할 필요가 있다.
- 태음인은 율무차, 칡차, 오미자차, 청심연자탕 등이 좋으며, 스트레스를 적절하게 해소할 필요가 있다.
- 소음인은 인삼차, 생강차, 대추차, 꿀차, 계피차 등이 좋으며, 곽향정기산, 향사양위탕, 보중익기탕 등이 사용된다. 논리적인 설명과 칭찬과 격려가 필요하다.

4장
사상체질과
스트레스

1. 스트레스 개괄

스트레스(Stress)는 '우리가 극복하기 어려운 상황에 노출되었을 때 생기는 정신적, 신체적 반응'이라고 정의된다. 어떤 사람은 똑같은 환경에서 받은 스트레스에 대해서 왜 과민하게 반응하고, 어떤 사람은 무디게 반응하는 것일까?

'공부하는 게 나에게는 스트레스이고 그 때문에 힘들어'라고 말할 때, 공부하는 것은 스트레스원(stressor or source of stress)이 되고 스트레스를 받는 내가 힘든 것은 스트레스에 대한 반응(response)이다.

스트레스를 분석할 때 접근법은 크게 세 가지인데, 스트레스원으로 접근하는 방법, 스트레스반응으로 접근하는 방법, 상호작용으로 접근하는 방법이다. 스트레스원에 초점을 맞추는 경우는 스트레스

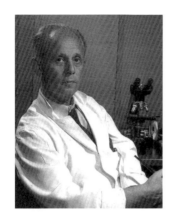
그림74. 한스 셀리(Hans Selye)

의 정도를 측정하는 것에 주안점을 둔다. 다양한 강도의 스트레스를 목록으로 만들고 척도평가를 하는 것이다.

스트레스 반응에 주안점을 둔 사람은 스트레스 연구의 선구자로 한스 셀리(Hans Selye, 1907~1982)를 꼽는다. 비엔나에서 태어난 헝가리계 캐나다인이며, 내분비의사였다. 스트레스를 일종의 경고 반응이라고 보았으나, 자극이 다양해도 반응은 동일하다고 하여 비판을 받기도 했다. 디스트레스(distress)와 유스트레스(eustress)를 대비해서 말하였는데, 인체에 부담이 되는 distress와 일종의 자극제 역할을 하는 eustress를 구별하였다. 너무 약한 자극과 너무 강한 자극은 distress로 작용하며, 적당한 자극은 eustress로 작용하는 것이다.

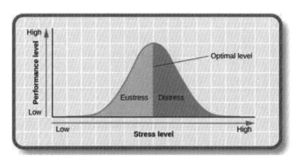
그림75. 유스트레스와 디스테레스의 관계

상호작용적 접근은 Lazarus와 Folkman이 주장한 것으로 동일한 환경자극이 오더라도 그 사람이 가지고 있는 내적특징에 따라 다른 스트레스 반응을 경험하게 된다는 것이다.[53]

스트레스는 적절한 양이 처음에 나타날 때는 몸의 기관들에게 경계를 하라는 반응을 보낸다. 대표적인 것이 부신에서 분비되는 코티솔(cortisol)이다. 그래서 몸의 기관들이 재빠르게 외부의 자극에 반응하도록 유도한다. 그런데, 지속적인 스트레스가 자꾸 반복되면 몸의 기능들, 특히 면역세포들은 그 기능을 잃게 된다.

2. 스트레스의 종류

스트레스에는 여러 종류가 있으나 개인적 차원의 것과, 사회나 직업관련의 스트레스가 있다.

1) 개인적인 문제(personal problems)

건강문제, 감정문제, 인간관계, 주요 생활사건의 변화, 가정에서의 스트레스, 자신의 신념이나 가치의 문제가 있다.

① **건강문제** : 특히 심장질환, 당뇨병, 관절염 등 만성질환이 있으면 이는 커다란 스트레스로 작용할 수 있다.

② **감정문제** : 표현하지 못하는 화병, 우울, 슬픔, 죄책감, 자존감

---

53) 김정호, 김선주.『스트레스의 이해와 관리』, pp.42-44, 2007, 시그마프레스

의 저하도 스트레스로 작용한다. 특히 전통 한국 사회에서의 여성들은 많은 화병을 가진 경우가 많았다.

③ **인간관계** : 사회가 복잡해지면서 인간관계도 복잡해진다. 친구와 우정의 부족, 지지부족 등 인간과 인간 사이의 다양한 관계 속에서 스트레스가 발생할 수 있다.

④ **주요한 생활사건의 변화**(major life change) : 부모나 배우자의 사망, 해고, 결혼, 새로운 도시로의 이사는 주요한 생활사건이며, 이러한 것은 표현되지 않더라도 큰 스트레스로 작용할 수 있다.

⑤ **가정에서의 스트레스** : 스트레스를 받고 있는 아이, 어린이가 있는 가정, 노인이나 건강상의 문제로 돌보아야 할 가족이 있는 경우도 스트레스로 작용할 수 있다.

⑥ **자신의 신념, 가치와의 문제**(conflicts with your beliefs and values) : 가정에 대해서 가치를 두고 있으나 당신이 원하는 만큼 가정에 시간을 할애하지 못하는 경우, 혹은 군복무를 해야 하나 자신의 종교와 배치되는 경우 등 여러 가지에서 신념, 가치와 다른 환경이 충돌하는 경우 스트레스로 작용할 수 있다.

2) 사회나 직업관련 스트레스(Social and Job Issues)

① **환경** : 혼잡한 도시, 범죄, 인구, 소음 같은 만성 스트레스를 줄 수 있는 환경

② **직업** : 하는 일이 행복하지 않거나 너무 일이 힘들어 감당하기

힘든 경우

③ **사회적 지위**(social situation) : 가난, 외로움, 여러 가지 차별(종족,
성, 연령, 성에 대한 가치관 등)

3. 외상후 스트레스(post-traumatic stress)

생명을 위협하는 일을 당하거나, 강간, 자연재해, 전쟁 등을 당했
을 때 받는 스트레스로 이것들을 acute stress disorder 혹은 post-
traumatic stress disorder(PTSD)라고 한다. 우리나라도 점점 이러한
재난이나 사고를 당한 사람들에게 정신적 관리를 해 주려고 하고는
있으나 선진국에 비하면 아직도 낮은 수준이다.

4. 자신의 스트레스 측정

자신의 스트레스 정도를 파
악해 보자.

웹사이트 WebMD(https://
www.webmd.com/balance/stress-
management/stress-assessment/
default.htm)는 스트레스 측정 서
비스를 하고 있다. 현재 자신의
스트레스 정도를 알 수 있고,

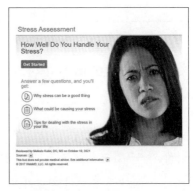

그림76. 스트레스 측정 웹사이트
〈WebMD〉

스트레스를 처리하는 방법에 대해서도 간단히 설명을 볼 수 있다.

5. 스트레스의 영향

스트레스는 정신, 신체, 행동에 다양하게 영향을 주는데, Mayo clinic에서 제시한 스트레스의 영향으로는 아래와 같다.

표36. 스트레스의 영향

신체에 미치는 영향	생각과 감정에 미치는 영향	행동에 미치는 영향
· 두통 · 허리나 등 통증 · 흉통(가슴통증) · 심장질환 · 가슴 두근거림 · 고혈압 · 면역력 감소 · 위경련 · 수면장애	· 불안 · 안절부절 못함 · 걱정 · 초조 · 우울 · 슬픔 · 분노 · 감정의 불안 · 주의집중 장애 · 기진맥진, 탈진 · 건망	· 너무 많이 먹음 · 너무 안 먹음 · 폭발적인 분노 · 마약이나 약물남용 · 흡연증가 · 사람들과 만나기 거부 · 크게 운다. 울부짖음 · 인간관계 충돌, 다툼

6. 스트레스의 해결 방안

스트레스를 해결하기 위한 여러 가지 방법이 있으나, 여기서는 손쉽게 할 수 있는 방법들을 주로 설명하며, 스트레스의 강도가 지나칠 때는 의사, 한의사의 진료가 필요하다.

1) 운동

운동은 아무리 강조해도 지나치지 않을 정도로 좋다고 한다. 하지만 너무 무리하게 해서 중독이 될 정도까지 하는 것도 좋지 않다. 주의할 점은 보도 블록이나 아스팔트 위에서는 뛰지 않도록 하고 가급적 걷는 것도 피한다. 뛰는 것과 걷는 것은 운동장 같은 잔디나 흙 위에서 하는 것이 무릎이나 발목의 관절을 손상시키지 않는 방법이다.

운동을 하게 되면 엔돌핀이라는 물질이 몸에서 분비가 되고 이것은 통증을 줄이고, 기분을 좋게 한다. 명상을 앉아서 하기 힘든 경우에 걷기를 하면 잡념이 사라지는 경우가 있다. 오직 걷는 것에만 집중하면 여러 가지 스트레스를 일으키는 생각을 떨칠 수 있다. 그래서 걷기 명상이라고 하기도 한다. 또 운동은 기분을 좋게 만든다.

심장질환이나 고혈압 등 질환이 있을 때는 의사나 한의사에게 상의를 하고 시작하는 것이 좋다. 그리고 달리기를 하기 전에 걷기 운동을 먼저 하는 것이 심장에 무리를 줄일 수 있다. 운동은 경기가 아니다. 누구와 경쟁을 하듯이 하는 것은 좋지 않고 자신의 속도에 맞춰서 자신의 체력을 고려하면서 조금씩 늘려 나가는 것이 좋다. 혼자 하기 힘들면 친구를 만들어서 같이 하는 것도 좋다. 운동을 꼭 해야 할 목록에 올려 놓고 스트레스를 받는 것은 차라리 운동을 하지 않는 게 낫다.

2) 이완요법(Relaxation Technique)

말 그대로 몸에 힘을 쭈욱 빼고서 느슨하게 하는 것이다. 이완요

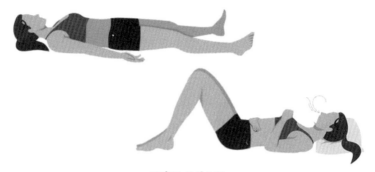

그림77. 복식호흡

법은 여러 상태에서 할 수 있으며, 심장박동수를 낮추고, 혈압을 내리는 효과가 있다. 또 호흡수를 낮추고 주요 근육에 혈액순환을 증가시킨다. 근육의 긴장을 줄이고, 만성통증을 낮추게 된다. 정신적으로는 집중력을 향상시킬 수 있고, 화나 좌절을 줄여준다. 문제를 해결할 자신감을 키워주는 데 도움이 된다. 방법으로는 자가이완(autogenic relaxation), 점진적 근육이완(progressive muscle relaxation), 시각화(visualization) 등의 방법이 있다.

쉽게 할 수 있는 것 중에 복식호흡과 점진적 근육이완법이 있는데, 복식호흡은 말 그대로 배로 숨을 쉰다는 것이다. 보통 누워서 무릎을 세우는 편이 쉽다. 한 손은 심장에, 한 손은 배꼽이나 아랫배에 놓고 깊은 숨을 쉬면서 배꼽이나 아랫배에 올려 놓은 손이 오르락내리락하게 하며, 아랫배로 숨을 쉰다고 생각한다. 혹은 얇은 책을 배에 올려놓고 호흡을 하면서 책이 오르락내리락하게 만든다. 배꼽이나 배꼽 아래에는 단전이 있고 이를 통해서 기운이 얼굴이나 어

명상을 위한 Tips
1) 호흡을 깊게 한다.
2) 몸을 스캔하듯이 편한 상태에서 머릿속에 떠올린다.
3) 만트라를 반복한다.
4) 걷기 명상
5) 기도하기
6) 읽고, 듣고, 생각할 시간을 갖기
7) 당신의 사랑과 감사에 집중을 한다.

그림78. 점진적 근육이완법 (대한스트레스학회에서 인용)

께, 심장 쪽에서 아랫배, 다리 쪽으로 내려가게 된다.

점진적 근육이완법은 의자에 앉아서 할 수도 있고, 누워서 할 수도 있다. 근육의 힘을 빼고 느슨하게 하는 것인데, 사람들에게 그렇게 하라고 하면 잘못하게 된다. 그래서 반대로 5~7초 정도 힘을 주면서 긴장을 시켰다가 20~30초 정도 이완을 시키는 법이다. 그러면 더욱 이완이 잘 된다. 손, 팔, 머리, 얼굴, 목, 어깨, 가슴, 배, 등, 허벅지, 엉덩이, 장딴지, 발 등을 차례로 풀어 내려온다.

그 외에 다른 이완 방법으로는 요가, 태극권, 음악 듣기, 운동, 명상, 최면, 마사지 등의 방법이 있다.

3) 명상(meditation)

명상도 일종의 마음을 편하게 이완시키는 방법 중의 하나이며, 대체로 한자세로 고정한 채 정신을 가다듬는 방법이다. 명상을 통해서 얻을 수 있는 이점으로는 스트레스 상황에서 새로운 접근 및 조망을 할 수 있다는 점이다.

그것을 통해서 그간 스트레스가 되었던 문제를 해결할 방법을 세울 수 있다. 즉 문제의 본질을 자각할 수 있는 힘, 현재에 초점을 맞출 수 있는 힘이 생기게 된다. 몸을 이완하고 새로운 각도에서 사물이나 사건을 보기 때문에 부정적 생각보다 긍정적 생각을 하게 된다.

명상이 모든 것에 도움을 줄 수는 없지만, 알레르기, 불안장애, 천식, 신경성 폭식증(binge eating), 암, 우울증, 피로, 심장질환, 고혈압, 통증, 수면장애, 약물남용 등에 도움을 줄 수 있다.

명상의 방법으로 유도명상(guided meditation), 만트라 명상(mantra meditation), 마음챙김명상(mindfulness meditation), 기공(Qi gong), 태극권(Tai chi), 요가(yoga) 등이 있다.

명상을 하기 위해서는 조용한 장소에서 편안한 자세를 취하고, 호흡을 고르게, 느슨하게 하면서 주의를 집중하는 방법으로 한다.[54]

4) 마사지(massage)

이완의 한 가지 방법으로 근육이나 피부를 따라서 가볍게 건드리거나 당기거나 밀어주는 행동이다. 한의학에서는 추나와 유사하다. 한의학에서는 특별히 척추를 중심으로 양쪽에 있는 근육의 마사지를 하면 그곳에 배수혈(背兪穴)이 있어서 오장육부(伍臟六腑)의 기능을 총괄하는 효과를 볼 수 있다.

---

54) 명상을 하는데 도움을 주는 웹 싸이트: http://www.mayoclinic.com/health/meditation/MM00623

마사지를 할 때 로션이나 아로마 오일을 이용해서 마사지를 하기도 한다. 마사지의 잇점으로는 불안해소, 통증완화, 분만통증완화, 유아의 성장촉진, 당뇨병을 가진 어린이에게 도움이 되고, 금단증상을 완화하며, 면역체계를 활성화(NK cell의 활성)하는 데 도움을 준다.

암환자에게 생기는 불안, 통증, 피로 등을 감소시키는 데 도움을 준다. 그리고 자존감(self esteem)을 올리는 데 도움을 준다.

5) 바이오 피드백(biofeedback)

심신의학(mind body medicine)에서 주로 이용하는 방법으로, 마음의 상태가 신체를 조절할 수 있다고 생각하여, 자율신경계의 안정과 조화를 유지하도록 기계를 이용해서 체크하고 되먹임을 받아서 스스로를 안정화시킨다. 도움이 될 수 있는 질환으로는 천식, 두통, 상열감(上熱感), 레이노이드 질환, 과민성 대장 증후군, 항암제로 인한 오심, 구토, 부정맥, 만성 요통, 만성 변비, 고혈압, 요실금, 간질 등이 있다.

바이오피드백을 하는 데 사용되는 기계에는 근전도(EMG), 온도 바이오피드백, 갈바니 피부반응훈련(땀 분비), 뇌파(EEG) 등이 있다.

6) 요가(Yoga)

가벼운 스트레칭을 하는 자세로 평소 사용하지 않던 근육을 사용하고 스트레칭 하여서 몸의 균형, 유연성을 증가시키고 체중을 감량하며, 스트레스를 줄일 수 있는 이완요법이다. 만성 질병관리 예를 들면 천식, 수근관증후군, 우울증, 요통, 다발성경화증, 골관절염, 기억력장애 등에 도움이 될 수 있다. 암 투병에 도움이 되며 알츠하이머 환자를 관리하는 간병인의 피로와 스트레스를 줄일 수 있다.

7) 태극권(Tai chi)

태극권은 무예에서 발전한 것으로 절도 있는 동작과 유연한 동작이 어우러져 유연성을 증가시키면서 근력을 강화한다. 에너지, 스태미나, 민첩성을 증가시키고 스트레스를 줄인다. 심혈관을 튼튼히 하고 혈압을 낮추며, 불안, 우울증을 줄인다. 균형과 조화를 이루도록 해 주며, 잠을 잘 자도록 해 준다. 만성 통증을 줄여주고, 폐경기 이후 골감소를 느리게 일어나도록 한다.

7. 스트레스도 사람 나름

스트레스에 대해서 예전에는 스트레스가 얼마나 많은가가 중요하였다. 그러나 이제는 스트레스를 받는 사람이 누구냐 더 나아가서 스트레스와 사람의 상호작용이 더 중요하게 되었다. 사람이 스트레스를 대처하는 데 따라서 스트레스가 달라진다는 것이다. 흔히 외과의사, 판사, TV방송진행자, 스카이다이버 들이 스트레스를 많이 받겠다고 생각할 수 있지만, 조사 결과는 직업자체가 아니라 사람마다 다르다는 것을 알 수 있다. 체질별로 스트레스를 인지하는 정도가

다르거나[55] 스트레스 반응에 차이가 있다는 연구논문이 있다.[56]

체질별 스트레스 인지와 대처를 보면, 소음인은 소극적으로 대처를 하며, 태음인은 소극적 대처 중 특히 정서중심의 대처를 잘 하는 것으로 나타났다.[57] 정서중심의 대처란 '그 일을 잊기 위해 다른 일을 한다', '시간이 해결해 줄 것이니 기다린다', '운으로 돌린다', '마치 아무일도 없었던 것처럼 행동한다', '보통 때보다 더 잔다', '잠시 문제를 벗어나서 쉬거나 휴가를 간다', '대체로 사람들과 어울리기를 피한다', '그 일은 무시해 버린다' 등의 응답을 하는 경우이다.

8. 사상체질별 인지와 대처

1) 소음인

소음인은 스트레스 인지가 높을수록 문제 중심 대처가 적어진다. 소음인은 성격이 꼼꼼하고, 부지런하며, 신중한 편이다. 쉽게 포기할 수 있고, 과감하지 못하고 소심한 편이기도 하다. 한번 기분이 상하면 오랫동안 마음에 담아두는 편이다.

스트레스를 다른 체질보다 크게 인지하여 50이라는 스트레스가 오면 70 혹은 100으로 인지할 정도이다. 대처를 잘 하지 못하면 오랫

---

55) 전은영, 「한국인의 체질별 스트레스 인지정도에 따른 건강상태에 대한 연구」, 경희대 대학원 석사논문, 1992
56) 최은영, 장병수. 「사상체질에 따른 스트레스 반응의 차이에 관한 연구」, 대한예방한의학회지, 2008;12(3):175-183
57) 류정희. 「사상체질별 스트레스인지와 대처방법」, 경희대 석사학위논문, 2001

동안 내재되어 병으로 발전할 가능성도 있으므로 이에 대한 관리가 필요한 체질이다. 적극적인 방법을 사용하도록 도와줄 필요가 있다.

2) 소양인

소양인은 날렵하고, 가벼운 인상을 가지고 있다. 성격도 진취적이고 감당하지도 못하는데 일을 자꾸 벌이기도 한다. 성격은 창조적인 성격이고, 스트레스 인지도 다른 체질보다 덜 하는 경향이 있고, 스트레스도 잘 털어버리는 경향이 있다. 건강을 위해서 규칙적 운동을 하거나, 환경을 바꾸는 등 적극적인 방법으로 대처를 한다. 소양인의 본성이 항상 일을 가만히 두지 않고 벌이려는 것(少陽人 性氣 恒欲 擧而 不欲措) 때문에 나타나는 것 같다.

3) 태음인

우직한 성격이며, 꾸준하게 일을 하며 책임감이 있다. 끈기가 있으나 새로운 도전을 싫어하고 남에게 마음을 보이지 않으려고 한다.

스트레스 인지면에서 둔하기 때문에 쉽게 동요되지 않는 반면 해소법은 보수적인 성향이 강한 소극적 방법을 취한다. 태음인은 성기가 가만히 있으려고 하고 움직이려고 하지 않는 것과 관계가 있는 듯하다(太陰人 性氣 恒欲靜而不欲動).

4) 태양인

태양인은 숫자가 적어서 알기 어려우나 성기(性氣)가 항상 전진하려고 하고 후퇴하지 않는 성향(恒欲進而不欲退)과 급박한 마음을 가지고 있는 것으로 보아서 인지가 빠르고 대처도 적극적으로 할 가능성이 높다. 정신적 수양이 특히 강조되어야 하는 체질이다.

총괄하면, 스트레스는 긍정적 효과가 부정적 효과를 줄 수 있는데, 가벼울 때는 인간에게 각성을 시키고 반응을 할 준비를 시켜서 적절한 긴장을 준다.

하지만 지속적인 스트레스가 주어지면 면역력의 저하와 같은 상태에 놓이게 된다. 스트레스는 받는 양보다 스트레스를 받는 사람에 따라 다르게 작용한다. 소음인은 스트레스를 상대적으로 크게 인지하며, 대처를 소극적으로 하는 반면, 태음인은 정서중심의 소극적 대처를 하는 편이다. 소양인은 좀더 가볍게 인지하고 대처하는 편이다. 체질을 알고 스트레스에 적절히 대처하는 것이 필요하다.

▣ 요약

- 적절한 스트레스는 인간이 살아가는 데 도움이 되지만, 과도한 스트레스는 몸에 무리를 주게 된다.
- 스트레스에는 개인적인 문제, 사회나 직업적인 문제, 외상후 스트레스 같은 것이 있다.
- 스트레스의 영향은 신체에 미치는 영향, 생각과 감정에 미치는 영향, 행동에 미치는 영향 등이 있다.
- 스트레스의 해결 방안으로는 운동, 이완요법, 명상, 마사지, 바이오피드백, 요가, 태극권 등이 있다.
- 사상체질별로 소음인은 스트레스에 민감하고, 오랫동안 쌓아두기도 하므로 적극적으로 대처하도록 도와주는 것이 좋다.
- 소양인은 스트레스 인지가 다른 체질보다 덜 하는 경향이 있고, 규칙적 운동이나 환경을 바꾸는 등 적극적 방법으로 대처를 하고자 한다.
- 태음인은 스트레스에 쉽게 동요되지 않으나 소극적 해소법을 사용하려고 한다.
- 태양인은 스트레스 인지도 빠르고, 적극적으로 대처할 가능성이 높다.

15장
사상체질과
중풍

1. 중풍 개괄

중풍은 1999년 우리나라 사망원인 1위였고, 2011년까지 암에 이어 사망원인 2위를 차지하고 있으며, 3위가 심장질환이었다. 2020년 사망원인을 보면, 역시 1위는 암, 2위는 심장질환, 3위는 폐렴, 4위는 뇌혈관질환이 차지하였다. 만약 심뇌혈관질환을 하나의 범주로 본다면 암에 이어서 2위가 심뇌혈관질환이 차지하게 된다.

중풍은 한번 발생하면 개인에게는 사망 혹은 심각한 장애를 후유증으로 남겨서 개인 차원의 문제일 뿐 아니라 사회적 문제이기도 하다.

중풍은 고혈압, 심장질환, 당뇨병, 유전, 혈청지질, 식이, 비만, 생

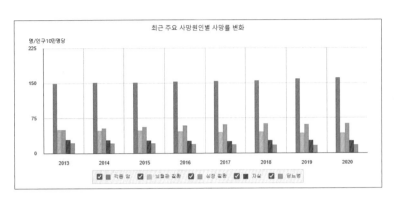

그림79. 주요 사망원인별 사망률 추이(2010-2020) (출처: 통계청)

활습관, 경구용 피임약과 같은 위험인자를 갖고 있는 상태에서 싸우거나 과로하면서 중풍이 유발되는 것으로 본다.

중풍에는 크게 뇌혈관이 터지는 뇌출혈과 뇌혈관이 막히는 뇌경색으로 나뉜다.

우리나라에서도 1990년대 초반까지도 뇌출혈이 많았으나, 현재는 약 2~3배 정도 뇌경색이 많은 편이다. 아마도 식생활, 생활습관의 서구화된 변화로 인해서 뇌경색이 증가된 것으로 보인다.

중풍은 일단 발생하면 그중 1/3은 치명적이다. 그리고 나머지는 후유증을 남기는데, 후유증의 정도는 손상의 정도, 병변의 크기, 원래 가지고 있는 질환 여부, 나이 등에 따라서 영향을 받게 된다.

뇌출혈은 일단 초기에 사망률이 70%까지 이르지만, 뇌출혈이 잘 흡수되면 후유증은 적은 편이다.

뇌경색은 초기 사망률은 25%이하로 나타나지만 뇌경색 부위의 뇌세포가 죽어서 계속 흔적으로 남으며, 후유증을 남기게 된다. 뇌

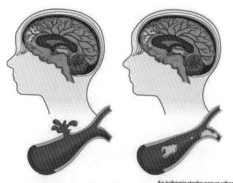

그림80. 뇌출혈과 뇌경색

A hemorrhagic stroke occurs when a blood vessel bursts within the brain.

An ischemic stroke occurs when a blood clot blocks the blood flow in an artery within the brain.

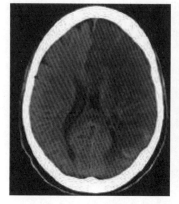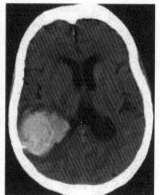

그림81. (좌) 뇌경색, (우) 뇌출혈

경색 환자는 사망의 경우 대체로 중풍 발생후 1주 이내가 많으므로 이에 대해서 주의를 하고 살펴야 한다.

중풍이 발생하면 의식의 변화가 생기는데, 의식은 정상인과 같은 각성상태를 alert라고 하고, 자꾸 졸려서 눈을 감는 상태를 drowsy 라 하고, 곁에 가면 전혀 반응이 없고 꼬집었을 때만 반응하는

semicoma가 있고, 꼬집어도 반응이 없는 혼수상태(coma)가 있다. 입원 시 이러한 의식상태에 따라서 결과가 결정되기도 한다.

2. 한방에서의 중풍(中風)

한방에서 말하는 중풍은 中風 즉 풍에 맞았다고 표현하는데, 풍이란 증상이 바람처럼 매우 빠르게 변화하고, 머리 쪽으로 많이 침범하고, 나무처럼 딱딱하여 감각이 떨어지고, 뻣뻣하여 운동장애가 생기는 증상을 말한다. 그래서 한방의 중풍은 양방의 뇌혈관질환을 포함하고, 파킨슨, 뇌종양, 신경계질환을 포함하는 광범위한 상태를 중풍이라고 한다.

『동의보감』에서는 손가락의 엄지와 검지에 저린 감이 있으면 3년 내에 중풍이 온다고 하였으나, 젊은이에게 손가락이 저린 게 있다고 중풍은 아니고 거의 척수 특히 경추 디스크나 목부위 근육질환일 가능성이 높다. 만약 연세 드신 분이 고혈압, 당뇨병도 있는데, 손과 함께 다리까지 동시에 저리다면 중풍을 의심하는 것이 옳다.

중풍 중에서 몇 분 동안 잠깐 한쪽 팔다리에 마비감이 있다가 사라지고 정상으로 돌아오는 경우를 중풍전조증 혹은 일과성 뇌허혈발작(TIA, Transient Ischemic Attack)이라고 한다. 이런 경우 정상인보다 뇌경색이 될 가능성이 6배나 높기 때문에 즉시 중풍 위험인자를 관리해야 한다. 보통 3~6개월 이내에 중풍이 발생한다고 한다.

중풍은 한번 걸리면 재발하기도 쉬운데, 5년 이내에 재발하는 비율은 20~30%이다. 따라서 한번 중풍이 온 사람은 재발이 되지 않도록 위험인자를 없애거나 잘 유지되도록 관리하는 데 신경을 써야 한다.

서양의학의 중풍 위험인자를 위에서 말했는데, 『동의보감』에서 말하는 위험인자로는 풍(風), 화(火), 기(氣), 습(濕)이 원인이 될 수 있고, 비만이 되면 중풍이 많다고 하여 비인다중풍(肥人多中風)이라고 하였다. 열이 많은 체질, 스트레스를 잘 받는 체질, 나이가 50세 이상이면 중풍이 잘 온다고 하였다.

중풍의 초기증상은 두통, 어지럼증, 복시(사물이 두 개로 보임), 연하장애(삼킴장애), 언어장애, 반신마비, 감각저하, 술 취한 사람처럼 걸음, 의식저하 등이다. 보통 오른쪽으로 마비가 오는 사람들은 언어장애를 많이 동반하는데 왼쪽 뇌에 언어중추가 같이 있기 때문이다.

이러한 초기증상이 보이면 급히 의료시설을 방문해서 치료를 받도록 해야 한다.

3. 응급처치

① 의식이 없으면 우황청심환이나 응급약을 먹이지 않는다. 흡인성 폐렴이 될 가능성이 높다.
② 갑작스런 구토가 있으면 구토물이 기도를 막을 수 있으므로 옆으로 고개를 돌려서 구토물이 배출되도록 한다.
③ 호흡이 있는지 확인한 후 호흡이 없으면 인공호흡을 한다.

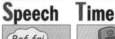

F : 얼굴이 비뚤어졌는지 확인   A : 한쪽 팔이 떨어지는지 확인
S : 말이 어둔하거나 이상한지 확인   T : 119에 전화 걸기

그림82. 중풍이 발생했을 때 체크·대처법

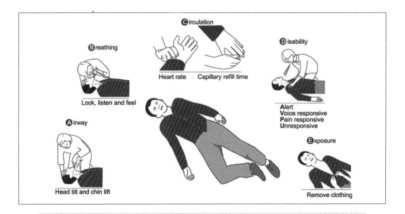

A : 머리를 기울이고 턱을 올린다. 기도확보
B : 보고, 듣고, 느끼며 호흡을 불어 넣는다.
C : 순환. 맥박수, 모세혈관의 피가 채워지는 시간을 본다.
D : 장애. 의식. 목소리 반응, 통증반응, 반응이 없는지 확인한다.
E : 노출. 옷을 잘라서 제거한다.

그림83. 의식 없는 환자의 응급처치

출처: International J. general medicine 2012;5:117-121

④ 심장이 뛰는지(맥박이 있는지) 확인하고 없으면 심장 압박을
한다.

⑤ 십선혈을 자락한다.

4. 중풍의 한방치료

① **침** : 침을 맞은 그룹이 침을 맞지 않은 그룹보다 운동성이 향
상되었다.

② **뜸** : 경락에 온열자극을 가해 기혈 소통이 원활하게 한다.

③ **부항** : 습부항과 건부항이 있으며 어혈을 제거하여 진통 및 기
혈순환을 촉진한다.

④ **한약** : 체질에 맞는 한약을 투여하여, 신경안정, 기혈순환, 뇌
혈액순환개선, 자율신경안정, 소화기능향상, 대소변 소통을 원
활하게 하는 등 중풍에 효과적이다.

한약을 선택할 때는 『동의보감』을 위시한 증치방(證治方)에서는
순기(順氣), 화담(化痰), 청열(淸熱), 보기(補氣), 활혈(活血) 위주의 처방
을 사용한다.

사상처방에서는 소음인에게는 순기(順氣), 보기(補氣)를 시켜 양난
지기(陽暖之氣)를 강화하도록 하며, 소양인에게는 청열(淸熱), 보음(補
陰)을 시켜 음청지기(陰淸之氣)를 강화한다. 태음인에게는 청간열(淸
肝熱)을 시켜 호산지기(呼散之氣)를 강화하고, 태양인은 정신적 안정

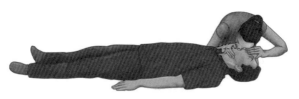

그림84. 인공호흡법

(출처: Australia Wide First Aid)

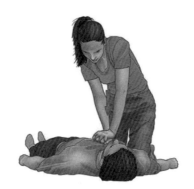

그림85. 심장압박술

(출처: Mayo Clinic)

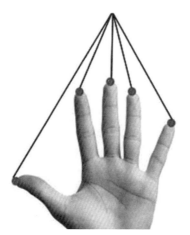

그림86. 손끝의 십선혈

과 흡취지기(吸聚之氣)를 보강한다.

총괄하면 고혈압, 당뇨병, 비만, 스트레스, 고지혈증 등 중풍의 유인을 가진 사람은 중풍을 조심하고 관리하여야 하며, 응급처치를 숙지해야 한다. 의식상태가 심각하여 semicoma 혹은 coma상태일 때는 양방처치가 우선시되며, 안정 및 재활기에는 한방의 침, 뜸, 부항, 한약치료가 우선시되어야 만족스러운 효과를 거둘 수 있다.

▣ 요약

- 중풍은 서양의학의 뇌졸중(뇌혈관질환)을 포괄한 개념으로, 뇌혈관이 터지는 뇌출혈과 뇌혈관이 막히는 뇌경색으로 나뉜다.
- 중풍의 초기증상은 두통, 어지럼증, 복시(사물이 두개로 보임), 연하곤란(삼킴장애), 언어장애, 반신마비, 감각저하, 의식저하 등이 있다.
- 응급처치로는 기도를 확보하여 호흡이 원활히 되도록 하고, 심장이 멎은 경우 심장마사지를 하는 것이 중요하다.
- 필요시 침, 뜸, 부항, 한약 등을 사용할 수 있다. 소음인에는 순기, 보기를 시켜 양난지기를 보강하도록 하고, 소양인은 청열, 보음시켜 음청지기를 보강하도록 하며, 태음인에게는 청간열을 시켜 호산지기를 보강하도록 한다. 태양인은 정신적 안정과 흡취지기를 보강하도록 한다.
- 고혈압, 당뇨병, 비만, 스트레스, 고지혈증 등 중풍의 위험인자를 가진 사람은 중풍을 관리하고 예방하도록 한다.

16장
사상체질과
암, 면역력

1. 암의 발생현황

국립암센터의 2019년 통계를 보면, 암 발생환자수는 총 254,718명이었고, 그 중 남성은 134,180명, 여성은 120,538명으로 나타났다. 아마도 인간의 수명이 연장되면서 암 발생율은 더욱 높아질 것이며, 생활습관이나 식습관에 따라서 주요 암종은 변화를 하게 될 것이다.

2019년 성별 조발생률을 보면, 남성에서 10만명당 폐암(79.4명), 위암(77.2명), 대장암(66.8명), 전립선암(65.6명), 간암(45.1명) 순으로 나타났다. 여성에서 10만명당 유방암(96.5명), 갑상선암(90.0명), 대장암(46.3명), 위암(37.8명), 폐암(37.4명) 순으로 나타났다.

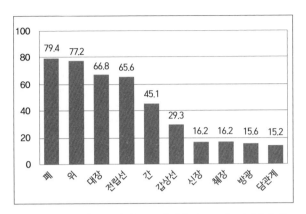

그림87. 남성의 암종 조발생률(10만명당) (2019년, 국립암센터)

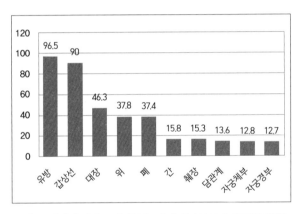

그림88. 여성의 암종 조발생률(10만명당) (2019년, 국립암센터)

2. 암의 원인

그렇다면 암의 원인은 무엇일까?

브레이크 없이 엑셀레이터만 밟고 있는 자동차와 같은 암세포처럼 세포의 돌연변이를 일으키는 물질로 담배, 자외선, 바이러스, 식

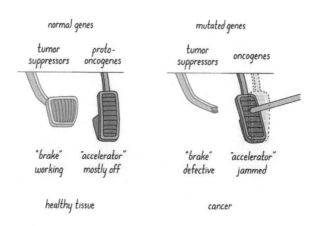

그림89. 암 발생의 비유
(출처: https://explorebiology.org/summary/genetics/the-genetic-basis-of-cancer)

품첨가물, 체내 대사과정에서 생긴 산물, 항암제, 방사선 등이 있는데 공통점은 자유기(free radical)를 만드는 것이다. 우리 몸에는 세포에 돌연변이가 생기면 이를 탐색하고 복구하는 능력이 있는데, 자유기처럼 안정되지 않은 물질이 자꾸 들어오고, 몸에는 이를 복구할 능력이 떨어지면 조금씩 변이가 생겨서 누적되어 암 덩어리가 생기는 것으로 본다.

3. 한방 암치료가 필요한 이유

서양의학에서는 암이 생기면 수술, 항암제, 방사선치료, 면역요법의 네 가지 중 한 개 이상을 사용해서 암세포를 치료하려고 한다. 중요한 것은 암세포에 초점이 맞춰지고 암을 가지고 있는 사람의 면역기능, 삶의 질에는 등한시 해왔다는 것이다. 이것을 만족시켜줄 수 있는 것들이 한방치료이다.

한의학에서는 여러 가지 한약, 침, 뜸, 부항을 통해서 면역력을 증강시켜 왔고, 이렇게 면역력이 높아지면 적(積)과 같은 암덩어리가 저절로 없어진다고 이해하고 있다.

한방과 양방의 치료를 적절히 조화시키면 국민들에게 훌륭한 암치료 성공률을 보일 수 있을 것이나 아직은 한방과 양방의 협진이 부족한 실정이다.

면역은 외부의 물질(이물질)이 체내에 들어오면 이를 내가 아닌 다른 것으로 이해하고 이를 공격해서 제거하는 역할을 하는 것이다. 여기에 주로 작용하는 것이 백혈구(호중구, 호염기구, 호산구), 림프구, 대식세포 등이 있다. 주로 골수에서 생겨서 분화가 된다. 면역능력은 18~22세를 정점으로 가장 좋았다가 40대가 되면 절반으로 떨어지고, 점차적으로 면역능력이 떨어져서 산화방지능력이 저하되고 면역감시기구능력이 저하된다.

서양의학의 단점으로 수술요법은 장기가 결손되어 면역력, 영양상태, 체력저하가 생기고, 방사선요법, 항암제는 정상조직까지 파괴하고 자유기를 만들어 내어서 오히려 발암성이 높아지기도 하고 암세포의 내성을 증가시키기도 해서 암의 진행을 촉진하기도 한다.

한의학에서는 기, 혈, 어혈 등의 관점으로 살펴서 모든 기능저하를 기허(氣虛), 영양상태 저하를 혈허(血虛), 조직순환장애를 어혈(瘀血)로 보고, 정신적 억울이나 모든 장기의 기능 실조를 기체(氣滯)로

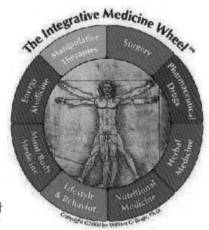

그림90. 암환자에 대한 통합의학
적 접근 (University of Rochester)

보아서 이를 해결하려고 한다.

최근에는 통합의학(integrative medicine)으로 접근을 하기도 하는데, 통합의학이란 서양의학, 한의학, 보완대체의학 중 암환자에게 도움이 되는 형태의 의학 중 근거가 있는 것들을 조합하여 암환자에게 투여하여 치료하고자 하는 좀더 포괄적인 의학의 형태이다. 수술, 항암요법, 한약, 영양의학, 라이프스타일 및 행동요법, 심신의학, 에너지의학, 수기의학이 포함된 통합의학을 【그림90】에서 제시하였다.

4. 암치료에 유효한 한약

① 체력증강 및 저항력 향상에는 보익약(보기약, 보양약, 보혈약, 보음약)이 주로 사용된다.
② 혈액순환을 잘 되게 하는 이혈약(지혈약, 활혈화어약)

③ 기의 순환을 좋게 하는 이기약

④ 몸의 수분분포와 대사를 좋게 하는 이수약

⑤ 실제적으로 항암작용이 있는 항암한약

⑥ 염증을 억제하고, 해열을 시키는 청열약(청열사화약, 청열해독
  약, 청열량혈약, 청열건습약)

암치료에 주로 사용되는 처방으로는 체력저하, 암의 악액질 개선, 수술 후 체력회복에 보중익기탕, 십전대보탕, 인삼영양탕이 사용되며, 항암제와 방사선치료 후 부작용을 방지할 목적과 회복을 촉진하기 위해 설사를 할 경우, 오령산, 반하사심탕, 진무탕, 인삼탕 등을 사용하고, 오심, 구토에는 소반하가복령탕, 조혈기능장애에는 십전대보탕, 가미귀비탕, 인삼영양탕 등이 사용된다. 그 외에도 다양한 한약 처방을 환자의 상태에 따라서 변증을 하여서 처방을 할 수 있다.

5. 건강한 암 환자가 되기 위한 21가지

① 정신적으로 암을 이겨야 한다. 희망을 가지고, 낙관적이 되는
  영혼을 가져야 한다. 경우에 따라서는 종교를 권한다.

② 나의 암에 관한 모든 정보를 취득하며, 믿을만한 정보를 취
  한다.

③ 식이요법을 하면 암치료의 상승효과를 본다.

④ 암을 굶기는 것이 좋다. 암은 영양을 먹으려고 한다. 설탕을

줄여라.

⑤ 암으로 죽기보다 영양불균형으로 죽는다.

⑥ 좋은 영양상태에서 좋은 약물치료를 받는게 좋다.

⑦ 면역계의 힘을 증강시킨다. 초유추출물, 알로에추출물, 버섯 추출물을 이용한다.

⑧ 유기농식품을 먹는다. 딸기, 토마토, 콩, 푸른잎채소, 마늘 등 을 먹는다.

⑨ 영양가 있게 조리해서 먹는다.

⑩ 허브 생약이나 한약을 적극 이용한다.

⑪ 건강에 좋은 기름을 먹는다. 생선기름, 앵초기름 아마기름, 상 어간 기름 등을 이용한다.

⑫ 미네랄이 풍부한 식품을 먹는다. 셀레늄, 마그네슘이 풍부한 음식을 선택한다. 다시마 같은 해조류를 즐겨 먹는다.

⑬ 비타민이 들어있는 것을 먹는다.

⑭ 장을 튼튼히 하고, 좋은 장내세균을 만든다.

⑮ 좋은 물을 마신다.

⑯ 복식호흡을 하고 깊이 숨을 쉰다. 당연히 금연해야 한다.

⑰ 근본적 원인을 찾아보라. 정신적 스트레스원을 찾아서 해결하 도록 한다.

⑱ 곰팡이 감염을 진압하라. 과도한 항생제 복용, 실내생활증가, 좌식생활, 스트레스를 줄인다.

⑲ 암에 부수되는 증상들을 물리친다.

⑳ 암이 너무 크면 선택적으로 수술을 통해서 줄이는 것도 필요하다.

㉑ 암을 통해서 당신이 무엇을 배웠는지, 관망하고 인생을 새롭게 보아라.

6. 사상체질과 암, 면역력

우리나라에서 암환자들이 가장 많이 먹는 것은 홍삼이다. 홍삼은 면역력을 향상시키고 암예방, 재발방지에 도움이 된다. 사상체질을 진단하고 혈액을 채취해 면역세포를 취해서 배지에 놓고 인삼, 홍삼을 투여해 본 결과, 인삼은 소음인에게 면역증강효과가 가장 좋았고, 다음으로 태음인, 그 다음이 소양인이었다. 홍삼은 체질에 관계없이 고르게 일정정도 향상시켰다. 이를 통해서 사상체질에 맞는 한약을 투여하는 것이 가장 그 사람의 면역을 증진시키리라 생각할 수 있다.[58] 【그림91】 자신의 체질을 알고 자신의 정신적, 신체적 취약점을 파악하여 대처하도록 하며, 음식물, 약물선택에서 사상체질적 관점을 적용한다.

소음인은 소화기능 향상이 관건이며, 양난지기(陽暖之氣)를 올릴 수 있는 약물, 음식이 필요하다. 정신적으로는 진취적, 적극적 대처능력이 필요하다.

---

58) 최재호, 오덕환. 「백삼 및 홍삼추출물의 사상체질별 면역세포 활성효과」, 인삼학회지. 2009:33 (1):33-39.

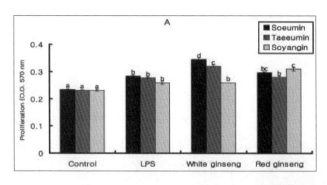

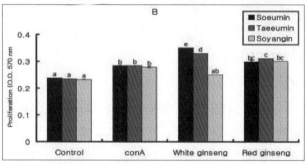

그림91. 사상체질별 인삼, 홍삼의 면역향상능력

소양인은 화열(火熱)과 음허(陰虛)를 관리할 필요가 있다. 음청지기(陰淸之氣)를 향상시킬 수 있는 약물, 음식이 필요하다. 정신적으로는 배려하는 마음, 침착한 마음가짐이 필요하다.

태음인은 위완한(胃脘寒), 간조열(肝燥熱)의 병증이 생기므로, 호산지기(呼散之氣)를 올리는 약물, 음식을 통해 해결해야 한다. 너무 집착하거나 욕심을 부리지 말도록 한다.

태양인은 급박지심(急迫之心), 독선을 버리고 정신적 수양을 하면서 흡취지기(吸聚之氣)를 올리는 약물과 음식을 섭취하는 것이 좋다.

▣ 요약

- 2019년 성별 조발생률을 보면, 남성에서 10만명당 폐암(79.4명), 위암(77.2명), 대장암(66.8명), 전립선암(65.6명), 간암(45.1명) 순으로 나타났다. 여성에서 10만명당 유방암(96.5명), 갑상선암(90.0명), 대장암(46.3명), 위암(37.8명), 폐암(37.4명) 순으로 나타났다.
- 암의 발생에 관해서는 유전, 식생활, 생활습관 등 여러 가지가 관여를 하는 것으로 보이며, 이를 해결하기 위해서는 다각적인 접근이 필요하다.
- 한의학에서는 암을 정기와 사기의 관점에서 보며, 주로 정기를 올려주는 방법 즉 면역력을 증강시키는 방법과 서양의학적 암치료의 부작용, 암에 동반되는 증상들을 개선하는데 도움이 되는 방법이 있다.
- 암치료에 있어서도 자신의 체질에 맞는 정신적, 신체적 취약점을 알고 대처하도록 하며, 음식물, 약물선택에서도 사상체질적 관점을 적용할 수 있다.

참고문헌

1. 유준상, 사상체질과 건강, 행림서원, 2009.
2. 이민봉 원저, 유준상 편역, 사상금궤비방, 주민출판사, 2007.
3. 고병희·구덕모·김경요·김달래·김일환·김종열 외 11인, 사상의학, 집문당, 2004.
4. 김달래, 동의수세보원초고, 정담출판사, 1997.
5. 박성식, 동의수세보원사상초본권, 집문당, 2005.
6. 박대식, 격치고, 청계출판사, 2000.
7. 이창일, 동무유고, 청계출판사, 1999.
8. 이창일, 사상의학 몸의 철학 마음의 건강, 책세상, 2003.
9. 자크 주아나 지음, 서홍관 옮김, 히포크라테스, 도서출판 아침이슬, 2004.
10. 진 벤딕 지음, 전찬수 옮김, 갈레노스, 실천문학사, 2006.
11. 강형원 외 46인, 한방신경정신의학, 집문당, 2005.
12. 나창수 외 17인, 한의학총강, 의성당, 2003.
13. 하만수, 「인도 고전인 아유르베다에 있어서의 체질 유형에 관한 고찰」, 사상의학회지1991;3(1):129-140.
14. 이천, 편주 의학입문, 남산당, 1974.
15. 김종덕 외 지음, 이제마평전, 한국방송출판, 2002.
16. 신민규 외 19인, 동의생리학, 집문당, 2008.
17. 키스너, 콜비 지음, 강순희 외 29인 옮김, 운동치료총론, 영문출판사, 2005.
18. 나정선. 고유선. 운동하며 배우는 사상체질, 숙명여자대학교 출판국, 2003.
19. 한창렬, 「체질에 따른 초등학교 여학생의 기초체력 특성」, 경인교육대 교육대학원 석사학위논문, 2007.
20. 정찬호, 공부 못하는 병 고칠 수 있다, 이미지박스, 2009.
21. 데이비드 플로츠, 천재공장, 북@북스, 2005.
22. 김정호. 김선주, 스트레스의 이해와 관리, 시그마프레스, 2007.

23. 전은영, 「한국인의 체질별 스트레스 인지정도에 따른 건강상태에 대한 연구」, 경희대대학원 석사논문, 1992.

24. 최은영. 장병수, 「사상체질에 따른 스트레스 반응의 차이에 관한 연구」, 대한예방한의학회지, 2008;12(3):175-183.

25. 류정희, 「사상체질별 스트레스인지와 대처방법」, 경희대 석사학위논문, 2001.

26. 대한스트레스학회(www.stressfree.or.kr) 이완요법.

27. 스트레스 측정 (http://www.webmd.com/balance/stress-management/stress-assessment/default.htm)

28. 명상 연습 http://www.mayoclinic.com/health/meditation/MM00623

29. 국립암센터(www.ncc.re.kr) 암 통계 인용.

30. 최재호·오덕환, 「백삼 및 홍삼추출물의 사상체질별 면역세포 활성효과」, 인삼학회지. 2009;33(1):33-39.

31. Lawrence A. Pervin 외, (Pervin의) 성격심리학, 중앙적성출판사, 2006.

32. 정국팽, 유준상, 의학심오, 집문당, 2017.

사상체질과 건강(3판)

초판 1쇄 발행일   2009년 10월 30일
3판 1쇄 발행일   2022년 3월 5일
3판 2쇄 발행일   2024년 2월 29일

지 은 이   유준상
만 든 이   이정옥
만 든 곳   행림서원
           서울시 은평구 수색로 340 [202호]
           전화 : 02) 375-8571
           팩스 : 02) 375-8573
           http://blog.naver.com/pyung1976
           이메일   haenglim46@hanmail.net
등록번호   25100-2015-000103호
 ISBN   979-11-89061-09-8   93510
정   가   20,000원